全国中医药行业高等教育"十三五"创新教材
National "Thirteenth Five-Year-Plan" Innovative Textbooks for
Higher Education in Chinese Medicine Industry

国家级实验教学示范中心·药学及中药学实验系列教材
Experimental Teaching Material Series on Pharmacy and Chinese Materia
Medica of National Experimental Teaching Demonstration Center

药学综合实验

Pharmaceutical Integrated Experiments

（汉英对照版）
(Chinese and English Edition)

（供药学、中药学、中药制剂专业用）
(Suitable for Majors of Pharmacy, Chinese Materia Medica and Chinese Pharmaceutics)

主　编　崔亚君　　张　彤
Chief Editors　Ya-Jun Cui　Tong Zhang

主　审　徐宏喜　　康廷国
Chief Referees　Hong-Xi Xu　Ting-Guo Kang

U0273134

中国中医药出版社
China Press of Traditional Chinese Medicine
·北京·
· Beijing ·

图书在版编目（CIP）数据

药学综合实验：汉英对照 / 崔亚君，张彤主编 . —北京：中国中医药
出版社，2018.4
全国中医药行业高等教育"十三五"创新教材
ISBN 978 - 7 - 5132 - 4692 - 7

Ⅰ.① 药…　Ⅱ.①崔…　②张…　Ⅲ.①药物学 - 实验 -
高等学校 - 教材 - 汉、英　Ⅳ.① R9-33

中国版本图书馆 CIP 数据核字（2017）第 306653 号

中国中医药出版社出版

北京市朝阳区北三环东路 28 号易亨大厦 16 层
邮政编码　100013
传真　010-64405750
山东百润本色印刷有限公司印刷
各地新华书店经销

开本 787×1092　1/16　印张 8.75　字数 309 千字
2018 年 4 月第 1 版　　2018 年 4 月第 1 次印刷
书号　ISBN 978 - 7 - 5132 - 4692 - 7

定价 35.00 元
网址　www.cptcm.com

社 长 热 线　010-64405720
购 书 热 线　010-89535836
维 权 打 假　010-64405753

微信服务号　zgzyycbs
微商城网址　https://kdt.im/LIdUGr
官 方 微 博　http://e.weibo.com/cptcm
天猫旗舰店网址　https://zgzyycbs.tmall.com

如有印装质量问题请与本社出版部联系（010-64405510）

全国中医药行业高等教育"十三五"创新教材
国家级实验教学示范中心·药学及中药学实验系列教材

《药学综合实验》（汉英对照版）编委会名单

主　　编　崔亚君　张　彤

主　　审　徐宏喜　康廷国

副 主 编　郭夫江　贡济宇　崔红燕　杨瑶珺

编　　委　（按姓氏汉语拼音排序）

曹姣仙（上海中医药大学）

崔红燕（上海中医药大学）

崔亚君（上海中医药大学）

贡济宇（长春中医药大学）

顾伟梁（上海中医药大学）

郭夫江（上海中医药大学）

韩　涵（上海中医药大学）

胡本祥（陕西中医药大学）

浦益琼（上海中医药大学）

沈旭华（上海中医药大学）

宋　龙（上海中医药大学）

王　冰（上海中医药大学）

王　莹（上海中医药大学）

杨瑶珺（北京中医药大学）

张红梅（上海中医药大学）

张刘强（上海中医药大学）

张　彤（上海中医药大学）

赵宇峰（上海交通大学）

学术秘书　宋　龙（上海中医药大学）

National "Thirteenth Five-Year-Plan" Innovative Textbooks for Higher Education in Chinese Medicine Industry
Experimental Teaching Material Series on Pharmacy and Chinese Materia Medica of National Experimental Teaching Demonstration Center

Editorial Board for *Pharmaceutical Integrated Experiments*
(Chinese and English Edition)

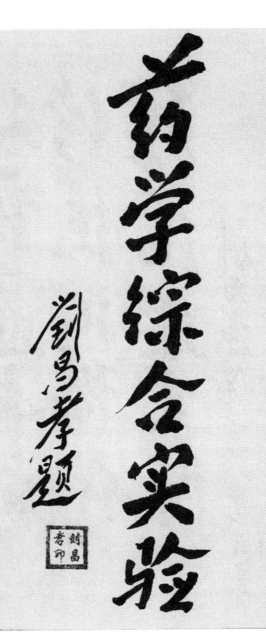

药学综合实验

刘昌孝题

刘昌孝题词（一）

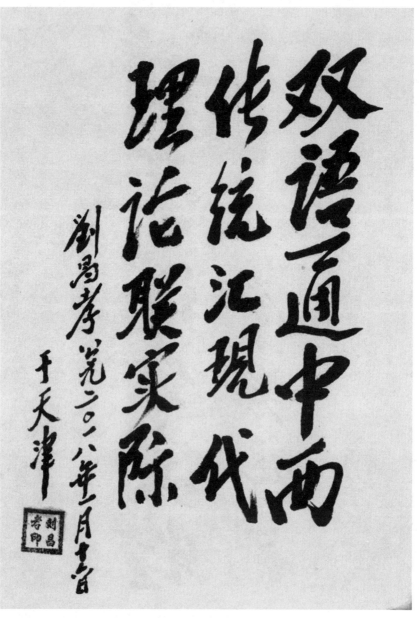

双语通中西
传统汇现代
理论联实际

刘昌孝光二〇一八年一月书

于天津

刘昌孝题词（二）

编写说明

　　本教材是全国中医药行业高等教育"十三五"创新教材和"国家级实验教学示范中心·药学及中药学实验系列教材"。药学综合实验为上海中医药大学中药学院与上海中医药大学中药学国家级实验教学示范中心共同开设的特色课程,主要面向上海中医药大学药学专业(中英合作办学)本科生开设。本课程包括绪论、导学、综合实验、拓展实验和相关知识链接内容。本课程依据现行中药新药研发相关的指导性文件和政策法规,以新药研发为主线,整合了与之相关的包括《生药学》《天然药物化学》《药剂学》《分析化学》和《药理学》等多学科的实验方法、技术和技能,从而提高学生分析问题和解决问题的综合能力,为将来从事天然药物及中药的研发奠定基础。本教材分上下篇。上篇实验篇,为中英文双语对照教材,考虑到中英文语言表达习惯不同,不做逐字翻译;下篇为知识链接篇,主要介绍与天然药物和中药新药研发相关的基本知识、药学文献的查阅和论文的撰写,下篇为中文版,不做双语对照。本教材除供药学专业(中英合作)学生使用外,同时可供中药学和中药制剂专业的本科生及研究生选用。

　　在教材编写过程中,中国科学院上海药物研究所果德安教授帮助翻译了部分章节,同时果德安教授与英国伦敦城市大学人类科学学院 Don Green 博士在全书英文审阅、润色方面做了大量工作,在此表示诚挚的谢意。

Writing Explanation

This book is one of the National "Thirteenth Five-Year-Plan" Innovative Textbooks for Higher Education in Chinese Medicine Industry and part of "the Experimental Teaching Material Series on Pharmacy and Chinese Materia Medica of the National Experimental Teaching Demonstration Center". The course of Pharmaceutical Integrated Experiments, as a unique curriculum for the undergraduates of pharmacy (Sino-UK cooperation), is jointly given by the College of Chinese Pharmacology and National Experimental Teaching Demonstration Center, Shanghai University of Traditional Chinese Medicine. This course includes an introduction, learning guidance, integrated experiments, expanded experiment and related knowledge links. Based on the current guidelines and regulations of new drug research and development of Chinese Materia Medica, the course focuses on the new drug research and development and has integrated related experimental methods, techniques and skills from multiple disciplines such as *Pharmacognosy, Natural Medicinal Chemistry, Pharmaceutics, Analytical Chemistry* and *Pharmacology*, etc. so as to improve students' problem analyzing and solving ability and lay the foundation for the engagement in the new drug research and development of Chinese Materia Medica and natural medicines in the future. This textbook is divided into two parts. Part one, written in both Chinese and English, focuses on pharmaceutical experiments. Part two, written in Chinese, mainly introduces basic knowledge related to new drug research and development of Chinese Materia Medica and natural medicines, retrieval of pharmaceutical literatures and scientific paper writing. Considering the different expression nuances of Chinese and English, one should be aware that it is not a literal translation. Besides pharmacy students (Sino-UK cooperation), this teaching material is also available for undergraduates and postgraduates majoring in Chinese Materia Medica and Chinese Pharmaceutics.

We are grateful to Prof. De-an Guo, from Shanghai Institute of Materia Medica, Chinese Academy of Sciences, for his effort in translating several chapters into English; meanwhile, we would like to express our gratitude to him and Dr. Don Green, School of Human Sciences, London Metropolitan University, for their great efforts made for English language and polishing of this book.

目　录

上篇　实　验　篇
Part One　Experiments

下篇　知识链接篇
Part Two　Knowledge Links

上篇　实验篇
Part One　Experiments

第一章　绪　　论

　　药学综合实验以新药研发为主线,依据现行版《药品注册管理办法》,结合实例,根据中药新药研制的相关研究方法和实验手段,综合运用生药学、天然药物化学、分析化学、药剂学、药理学等学科的相关知识、实验技能和方法,学习研发新药的关键技术问题。课程主要涉及中药新药的药学和部分药理学研究,包括药材的真实性研究、有效成分提取分离和纯化工艺研究、药物剂型选择、质量标准制定和药理学研究等内容。

　　本课程教学采用中-英文双语和Team-Based Learning(TBL)相结合的教学方法,以组为单位进行。教学内容分为上下两篇,上篇包括导学(文献查阅与综述)、综合实验、论文写作、实验拓展和课程总结汇报五部分,下篇为药学综合实验涉及的相关知识。导学部分要求学生在教师指导下、根据综合实验所选药材查阅国内外近10年相关文献,了解该药材的本草考证、市场问题、药材鉴定方法、含有的化学成分及提取分离方法、有效成分或指标性成分的含量测定方法、主要的药理作用和研究方法、药剂研究现状等,并写成综述,为后续综合实验和拓展试验奠定基础。综合性实验部分,围绕中药或天然药物,以新药研究为背景,介绍相关中药及天然药物新药研究方法和实验技能,使学生将所学相关学科知识融会贯通。实验论文写作部分按科研实验论文要求撰写,对实验出现的问题进行充分讨论,寻求解决办法。拓展实验部分是要求学生在综合实验的基础上、结合查阅文献获得的资料,对感兴趣的待开发部分自行选题、自行设计实验方案;或选择其他天然药物集中命题、学生自主设计完整的实验。课程总结汇报以组为单位,采取中英文双语、PPT形式汇报和答辩。课程汇报答辩包括综合实验和拓展实验两部分。下篇为新药研发知识链接部分,主要介绍中药及天然药物新药研究主要内容、相关法规、新药申报与审批程序、中药及天然药物新药申报资料、中药及天然药物新药研究关键技术和方法,以及药学文献的查阅和论文的撰写。

　　本课程综合实验和拓展试验旨在增强学生的实验操作技能、独立工作能力、分析问题和解决问题的能力;双语教学旨在提高学生的专业英语水平;TBL教学方法旨在提高学生协调性和团队合作的精神,为药学专业学生今后运用现代实验手段从事天然药物的新药研究开发工作奠定基础。

Chapter 1　Introduction

Pharmaceutical Integrated Experiments is designed to focus on the new drug research and development and based mainly on the latest version of *"Drug Registration Regulation"* (implemented in October of 2007 in China), which aimed at teaching students the key techniques in the new drug research and development process by integrating the knowledge, experimental skills and methods in such disciplines as *Pharmacognosy, Natural Medicinal Chemistry, Analytical Chemistry, Pharmaceutics, and Pharmacology, etc*. The related research approaches and experimental methods in new drug development of Chinese Materia Medica were exemplified with certain showcases. This course is mainly involved in the pharmaceutical section of new drug development chain, including authentication of crude drugs, extraction and purification procedures of effective components, methodological and pharmacological research on setting quality standards, selection of pharmaceutical dosage forms and dissolution, *etc*.

This course will adopt the methods of bilingual teaching (Chinese-English) and Team-Based Learning (TBL). Students will be divided into teams. The teaching content is classified into two parts, in which part One includes learning guidance (literature searching and review writing), integrated experiments, scientific paper writing, expanding experiments, and course summary and report, while part Two is the related knowledge of pharmaceutical integrated experiments. The guidance learning part requires students, under the instruction of teachers, to retrieve literatures related to the selected experimental natural medicine of the last ten years, to learn its textual research, marketing status, natural medicine identification methods, chemical constituents contained and their extraction and purification methods, assay of effective or marker compounds, major pharmacological actions and research method, current situation of pharmaceutical research, and so on, and to write a literature review for the later integrated experiment and expanding experiments. The part of integrated experiments, focusing on new drug research and development of Chinese Materia Medica compound formulas, introduces related new drug research methods and experimental skills of Chinese Materia Medica and natural medicines, and tends to acquaint students with multi-disciplinary knowledge they have learnt. The experimental thesis should be written in accordance with the requirements for writing lab-based research papers and also the existing problems in the experiment should be thoroughly discussed in order to seek a solution. The expanding experiment part requires students to select their interested drug research project and design their own experimental program, based on the integrated experiment and the acquired literature data; or select other assigned natural medicine project to design a complete experiment.

The course summary report will be in groups to report and defend in both Chinese and English with the aid of PPT. The course report and defense should include both parts of integrated experiments and expanding experiments. Part Two is about knowledge of new drug development, including new drug development of Chinese Materia Medica and natural medicines, related policies and regulations, new drug application and review procedures await approval, new drug application dossiers of Chinese Materia Medica and natural medicines, key technologies in new drug research of Chinese Materia Medica and natural medicines, retrival of pharmaceutical literatures and scientific paper writing.

The design of integrated experiment and expanding experiment in this course aims at improving students' experiment operation skill, independent working ability, problem-analyzing and solving ability. Bilingual teaching may improve the professional English level of students. The TBL teaching method could enhance the coordination ability and spirit of teamwork and lay a solid foundation for pharmaceutical students to engage in the new drug research and development of natural medicines with the application of modern experimental means.

第二章 导　　学
Chapter 2　Learning Guidance

第一节　药学综合实验简介
1　Brief Introduction to the Pharmaceutical Integrated Experiments

　　传统实验教学大多是单一型实验,是针对某一课程的单一知识点、用单一方法或技能所设置的实验,旨在加强学生对某一知识点采用单一方法进行的验证性的技能训练,即使是课程内的综合型实验,综合的也仅仅是同一课程的不同知识点、不同方法或技能。

　　现代综合性实验大多是指实验内容涉及一门课程的综合知识或与本课程相关课程知识的实验,其内容应涉及一门课程或者多门课程的多个知识点,是对多项实验内容的综合。本教材设计的药学综合实验是上海中医药大学教学改革的创新实验。本教材以天然药物(或中药)新药研发的基础研究为主线,在整合了生药学、天然药物化学、药剂学、药物分析、药理学的教学资源的基础上开展的集探索性、设计性、TBL和双语实验教学为一体的多样式药学综合实验教学。实验目的是提高药学或中药学专业的教学质量、培养学生实际动手能力、专业知识综合运用能力、自主学习和创新精神,提高学生的专业英语水平,以达到提高学生的综合素质,培养复合型和创新型药学人才的目的。

The conventional experimental teaching is often designed with a single type of experiment, introduces a single method or skill, and focuses on a single knowledge point of a certain course, which aims at deepening students' understanding on a certain knowledge point through the confirmatory skill training with a single method. Even in the case of an intra-curriculum integrated experiment, it only integrates different knowledge points, methods or skills within the same course.

Modern integrated experiments mostly refer to experiments involving comprehensive knowledge of a course or related knowledge from other courses. The design of pharmaceutical integrated experiment designed in this book is an innovation of the educational reform of

Shanghai University of Traditional Chinese Medicine. With the fundamental investigation on the new drug research and development of natural medicines (or Chinese Materia Medica) as the principle line, this book is a diversified pharmaceutical comprehensive experimental teaching material which integrates exploration, designability, TBL, and bilingual experimental teaching by integrating instructional resources of *Pharmacognosy, Natural Medicinal Chemistry, Pharmaceutics, Pharmaceutical Analysis, and Pharmacology*. The reform purpose of these experiments is to enhance the teaching quality for the major of Pharmacy or Chinese Materia Medica, to train students' practical operational ability, comprehensive application competence of the professional knowledge, self-learning ability and innovative spirit, to improve their professional English levels, and finally advance their comprehensive quality and cultivate inter-disciplinary and innovative pharmaceutical talents.

第二节　药学专业知识在综合实验中的综合应用
2 Comprehensive Application of Pharmaceutical Knowledge in Pharmaceutical Integrated Experiments

药学综合实验要求学生必须完成生药学（或中药鉴定学）、天然药物化学（或中药化学）、药剂学（或中药药剂学）、药物分析（或中药分析）、药理学（或中药药理学）、药学文献检索（包括中药文献检索）和科研论文写作等课程学习后方可选课。以下是各学科知识的综合运用和主要知识点。

国内常用的生药绝大多数是在历代本草中已有记载的中药。由于历代本草记载、地区用语、地区用药习惯的不同，部分中药外形相似以及人为造假等原因，使中药材品种混乱现象严重，常有同名异物、同物异名现象发生，如中药女贞子，别名冬青子，为木犀科植物女贞 *Ligustrum lucidum* Ait. 的果实，在某些地区同科植物冬青 *Ilex chinensis* Sims 的果实亦作为女贞子药用。该药既存在同名异物现象，又有同物异名问题。另外中药一药多基原情况较为普遍，如大青叶在历史上不同地区用药习惯不同，分别有不同科的植物叶入药，分别为十字花科植物菘蓝 *Isatis indigotica* Fort.、蓼科植物蓼蓝 *Polygonum tinctorium* Ait、爵床科植物马蓝 *Strobilanthes cusia* (Nees) O. Ktze 和马鞭草科植物大青 *Clerodendrum cyrtophyllum* Turcz.。利用生药学或中药鉴定学知识进行真实性鉴定即基原鉴定是保证中药使用的安全、有效及质量可控的基础，是一切中药研究的前期保障，基原一错，满盘皆否。中药的真实性鉴定依据《中华人民共和国药典》及各级药品标准进行，即根据该中药的性状、显微、理化等特征，鉴定其原植（动）物学名。在鉴定生药（或中药）的真伪优劣实验方面，本实验设计提供多基原药材及易出现混乱品种的未知生药，要求学生利用生药学和分析化学知识相结合鉴定原材料的真伪优劣，从中选出优质、正品药材，为后续主要化学成分的提取分离等实验提供保障。

在正确选择了实验用药材的基础上，利用天然药物化学知识设计科学可行的提取分离和纯化工艺，获得期待的提取物，为后续的药理学、中药质量分析的含量测定方法学研究和药剂学方面的研究提供实验样品。

药理学（或中药药理学）实验设计应严密整合"处理因素、实验对象、实验效应"三大要素，严格遵循"随机、对照、重复"三大基本原则，并采用正确的统计学方法处理实验结果，研究工作才能对药物的有效性做出客观准确的评价。中药是天然药物的重要组成部分，但是又有其特殊性。因此在药学综合实验中，中药的药效学研究还需在中医药理论指导下，根据中药的功效主治，选用或建立与中医"证"或"病"相符或相近似的动物模型和实验方法，制定具有中医药特点的实验方案。

利用药物分析和中药质量分析知识对新药有效成分、活性或指标性成分的含量测定方法进行方法学考察研究，包括线性关系、精密度、重现性、稳定性及回收率实验等，上述实验建立的含量测定方法可用于新药或原材料所含化学成分质量控制。

利用药剂学（或中药药剂学）知识研究适合该化学成分或提取物等的适宜剂型及溶出度。

通过上述实验，总结出各学科在天然药物或中药在新药研究中各知识点的应用及相互关系，对实验中出现的问题提出合理解决方法，写出实验论文。实验教学以组为单位，以学生为主体形式汇报成果。各学科带教老师共同点评，对综合实验给出综合成绩。

The course of pharmaceutical integrated experiment could not be selected until the completion of the following courses, which are *Pharmacognosy* (or *Identificology of Chinese Medicinal Substances*), *Natural Medicinal Chemistry* (or *Chinese Medicinal Chemistry*), *Pharmaceutics* (or *Chinese Pharmaceutics*), *Pharmaceutical Analysis* (or *Analysis of Chinese Medicine Preparations*), *Pharmacology* (or *Chinese Pharmacology*), *Pharmaceutical Literature Retrieval* (including *Chinese Pharmaceutical Literature Retrieval*), *and Scientific Paper Writing*, etc. The following presents the comprehensive application of the knowledge from each discipline and the major knowledge points.

Most crude drugs commonly used domestically were recorded in monographs of Chinese Materia Medica of past dynasties. Due to different records in different dynasties, different languages and drug preference in different regions, as well as similar-looking of Chinese medicinal substances and counterfeit ones, the market of Chinese crude drugs is in chaos with Chinese herbs in various species being homonymic or synonymic. For instance, Ligustri Lucidi Fructus (Nü Zhen Zi) a.k.a. Dong Qing Zi, is the fruit of *Ligustrum lucidum* Ait., a plant belonging to the family of Oleaceae. However, the fruit of *Ilex chinensis* Sims (Dong Qing) of the same family is also used as Ligustri Lucidi Fructus in some districts. Both homonym and synonym were cited for this herb. In addition, the multiple-origin-for-one-single-herb is also popular for Chinese medicinal substances. In the case of Isatidis Folium, due to the drug preference in different districts recorded in the past, leaves used for the medicinal purpose were from the following families, such as *Isatis indigotica* Fort. of Cruciferae, *Polygonum tinctorium* Ait of Polygonaceae, *Strobilanthes cusia* (Nees) O. Ktze of Acanthaceae, and *Clerodendrum cyrtophyllum* Turcz. of Verbenaceae. The authenticity identification, a.k.a origin identification on the basis of the knowledge of *Pharmacognosy* or *Identificology of Chinese Medicinal Substances* ensures the safety, efficacy, and quality controllability of the Chinese Materia Medica usage, and gurantees Chinese Materia Medica researches in advance. If the origin is incorrect, everything done is in vain. The authenticity identification of Chinese medicinal substances is mainly based on *Chinese Pharmacopoeia*, in terms of characters, microscopic and physiochemical properties, identifying the Latin names of the original plant or animal of the drug material. In the aspect of identification of the authenticity, superiority/inferiority of drug material (or Chinese medicinal substances), experiments designed in this book provide students with drug materials of multi-origin and unknown crude drugs of chaotic species, and the students are required to identify the authenticity, superiority/inferiority of the drug materials and to select good-quality drug materials by integrating the knowledge of *Pharmacognosy* and *Analytical Chemistry*, in order to guarantee the proceeding of the extraction and isolation experiments of major chemical components.

Based on the selection of proper drug materials, the scientific and feasible experiment design of extraction, isolation, and purification technologies target extract could be obtained, which provides experimental samples for subsequent pharmacologic research, methodological research of content determination for quality evaluation and pharmaceutical research.

The experimental design of *Pharmacology* (or *Chinese Pharmacology*) should strictly integrate three elements of "studying factor, experimental subject, and experimental effect" and observe three principles of "randomization, control, repetition"; meanwhile, the correct statistical methods should be applied for the processing of experiment data. In this way, drug effectiveness could be evaluated objectively and accurately. As an important part of the natural medicines, Chinese medicinal substances still have uniqueness. Therefore, pharmaceutical integrated experiments, especially experiments related to pharmacodynamic research on Chinese medicinal substances, should be conducted under the guidance of TCM theories, selecting or establishing animal models and experimental methods in accordance with Chinese medicine "patterns" or "diseases" and designing experimental programs with TCM features based on the effects and indications of Chinese medicinal substances.

The methodological studies on the content determination of bioactive or marker components of the Chinese Materia Medica new drugs are performed by taking advantage of the knowledge of Chinese Materia Medica quality analysis, in terms of the linearity, precision, repeatability, stability, and recovery. The obtained assay method is then used as the quality standard for the quality control of new drugs or the chemical components contained in the drug materials.

The knowledge of Pharmaceutics (or Chinese Pharmaceutics) is used to develop a proper dosage form and dissolution rate.

According to the aforementioned experiments, the application and mutual relationship of each knowledge point in the research of natural medicines or new drugs of Chinese Materia Medica are summarized. The reasonable solution should be proposed to target the problems occurring in the course of experiments. The experimental thesis is then written and the results should be reported group by group with the students as the main body. The teachers from each discipline examine together to give a comprehensive score on the integrated expeimental section.

第三节　药学文献查阅及论文撰写
3　Retrieval of Pharmacological Literatures and Paper Writing

文献检索是利用各种检索工具从数量庞大的知识和信息源中查找所需知识和信息的过程。中医药文献检索是中医药专业人员获取中医药信息的基本途径。通过中医药文献的检索获得的信息可以使研究者在前人研究的基础上进行再创造,从而避免重复研究、节省研究人员的大量时间、少走或不走弯路。因此成功的信息检索对中医药科学研究和产品开发及利用具有重要的意义。常用中药学文献检索查询手段、推荐网站及数据库详见下篇知识链接。

药学(或中药学)论文从不同角度看,有多种分类,如文献综述、研究性论文、简讯等。本教材重点介绍与药学综合实验相关的文献综述论文和基础研究论文的写作。主要包括综述论文和科研实验论文。

1. 药学(或中药学)综述论文的撰写　药学综述论文属于归纳性综述,归纳性药学综述是作者将搜集到的文献资料进行整理归纳,反映出某一天然药物或某一方法等在一定时期内的研究工作进展情况。可以把该天然药物或该方法各方面研究的最新进展、新水平、新发现、新原理及技术和新趋势比较全面地介绍给读者,为从事该天然药物领域的研究者提供参考。综述论文基本不需要作者自己的见解和观点,但可有适当的总结及展望。

2. 药学(或中药学)科研论文的撰写　药学科研论文是科研工作的一部分,是科研成果的一种表现形式。论文写作的目的是交流思想、记录、保存和传播研究成果。本综合实验以学位论文的方式体现,按照温哥华格式撰写,要求是具有科学性、创新性、实用性、规范性。药学(或中药学)论文的具体写作方法和要求见下篇知识链接。

Literature retrieval refers to a process of searching the required knowledge and information from numerous knowledge and informational sources by diverse search tools. The TCM literature retrieval is the basic approach for the acquisition of TCM information for TCM professionals. The researchers can recreate, on the basis of the previous studies due to the availability of information obtained through TCM literature retrieval, avoid the repeated studies, save plenty of time, and avoid detours. Therefore, the successful information retrieval is of vital significance for TCM scientific research and product development and utilization. The common approaches for the Chinese Materia Medica literature retrieval, recommended websites and related databases are available in the knowledge links of part two.

Pharmacological (or Chinese pharmacology) papers can be classified into versatile categories from different points of view, such as review paper, research paper and short communication, etc. This teaching material focuses on the introduction of the scientific writing of review articles and research papers associated with pharmaceutical integrated experiments. It mainly includes the literature review papers and scientific research papers.

3.1 Writing of pharmacological (or Chinese pharmacology) review paper

Pharmaceutical review papers belong to the conclusive reviews. The conclusive pharmaceutical reviews give an index to research progress of a certain natural medicine or a certain method within a certain period, with the retrieved document literature summarized and collated by the authors. The pharmaceutical reviews can comprehensively introduce the latest progress, new levels, new findings, new principles, new technologies and new trends in all fields with respect to the target drug material or method to the readers, providing reference to the researchers having the interest in this drug material. The review papers in general do not require the authors to express their own understandings and viewpoints, but appropriate summary and outlook will be well accepted.

3.2 Writing of pharmacological (or Chinese pharmacology) research paper

Pharmaceutical scientific papers are parts of the scientific research work and a type of manifestation of the scientific achievements. The writing of scientific research papers aims to exchange ideas, record, preserve and transmit scientific outcome. In the form of academic dissertation of Vancouver format, the part of integrated experiment requires scientificity, innovativeness, practicability, and standardisation. Detailed writing methods and requirements for pharmacological (or Chinese pharmacology) papers are available in the knowledge links offered in part two.

第三章 天然药物研发综合实验
Chapter 3 Integrated Experiments for Research and Development of Natural Medicines

实验一 天然药物及其制剂原材料的
真实性鉴定

【基本知识】

1. 天然药物鉴定的依据 《中华人民共和国药品管理法》规定："药品必须符合国家药品标准，中药材饮片按照国家药品标准炮制，国家药品没有规定的，必须按照省、自治区、直辖市人民政府药品监督管理部门制定的炮制规范炮制。国务院药品监督管理部门颁布的《中华人民共和国药典》和药品标准为国家药品标准。"因此天然药物鉴定工作的依据是国家及各级药品标准。

2. 天然药物真实性鉴定方法 天然药物的真实性鉴定（authenticity identification）即基原鉴定（original identification），是根据该天然药物的性状、显微、理化等鉴别特征，鉴定原植（动）物基原学名，其主要包括性状鉴定(macroscopic identification)、显微鉴定(microscopic identification)、理化鉴定（physical-chemical identification）和DNA分子遗传标记技术（DNA molecular genetic marker technologies）等。本实验涉及前3种方法，也是天然药物真实性鉴定的主要方法。

（1）**天然药物性状鉴定** 性状鉴定是通过眼观、手摸、鼻闻、口尝等比较简便的鉴定方法，通过观察天然药物的形状、大小、颜色、表面、质地、横切面、气、味、水试和火试来鉴定天然药物的真假优劣的方法。

（2）**天然药物显微鉴定** 显微鉴定是利用显微技术观察天然药物的细胞、内含物和颗粒物质的形状特征及性质来达到鉴定的目的。对天然药物组织构造和粉末特征进行分析鉴定，以确定其真伪、纯度、品质的一种鉴别方法。显微鉴定不但可以用于植物、动物和矿物药类天然药物的鉴定，也可用于以其为原材料投药所制成的中成药制剂的鉴定。

（3）**天然药物理化鉴定** 理化鉴定是利用物理和化学方法，对天然药物中所含主要化学成分、指标性成分或有效成分进行定性分析的方法。主要的理化鉴别方法是色谱法，如纸色谱、薄层色谱、柱色谱、气相色谱、高效液相色谱等。其中薄层色谱法是较常用的方法,其原理是将适当的吸附剂或载体涂布于玻璃板、塑料或铝片上,使成一均匀薄层,点样、展开,使供试品所含成分分离,所得色谱图与适宜的对照物(对照品或对照药材)按同法在同一薄层板上所得的色谱图做对比,用以进行天然药物某些化学成分有无的鉴别、检查或含量测定的方法。

【目的要求】

1. 掌握天然药物性状鉴别技术和方法。

2. 掌握天然药物及其制剂显微鉴别技术和方法。

3. 掌握天然药物及其制剂薄层色谱鉴别技术和方法。

4. 通过上述鉴别技术和方法的综合运用,正确判断几种未知天然药物的真伪优劣,选择正品优质药材进行后续实验。

【仪器试剂】

仪器:生物显微镜、镊子、载玻片、盖玻片、酒精灯、单(双)面刀片、紫外分析灯(254 nm和365 nm)、硅胶G板、硅胶GF254板、层析缸、天平、锥形瓶、超声振荡仪、量筒、点样毛细管等。

试剂:水合氯醛试液、蒸馏水、稀甘油、甲醇、乙酸乙酯、氯仿。

【实验材料】待鉴定天然药物及对应药材粉末各5份,分别为研究用正品、混乱品种、劣质不合格正品、伪品1和伪品2;该原料药制剂;该原料药制剂对应的质量检验对照品和对照药材。以葛根为例,5份未知药材分别为葛根(豆科植物野葛 Pueraria lobata (Willd.) Ohwi 的干燥根)、粉葛(混乱品种:豆科植物甘葛藤 Pueraria thomsonii Benth. 的干燥根)、劣质葛根、未知生药1(伪品)、未知生药2(伪品);葛根制剂愈风宁心片;葛根素对照品、葛根对照药材。

【实验内容】

1. 葛根及粉葛的性状鉴定 观察并记录(文字记录及数码采集图像)药材性状特征,鉴定其是否符合2015年版《中华人民共和国药典》相关项下标准。

(1)葛根的性状鉴定 完整的块根呈圆柱形。表面褐色,具纵皱纹,可见皮孔及须根痕。质坚实。饮片呈纵切的长方形厚片或小方块,长5~35 cm,厚0.5~1 cm。外皮淡棕色,有纵皱纹,粗糙。切面黄白色,纹理不明显。质韧,纤维性强。气微,味微甜。(图3-1)

(2)粉葛的性状鉴定 呈圆柱形、类纺锤形或半圆柱形,长12~15cm,直径4~8 cm;有的为纵切或斜切的厚片,大小不一。表面黄白色或淡棕色,未去外皮的呈灰棕色。体重,质硬,富粉性,横切面可见由纤维形成的浅棕色同心性环纹,纵切面

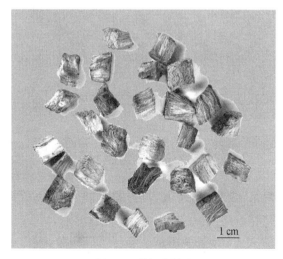

图3-1 葛根药材图

可见由纤维形成的数条纵纹。气微，味微甜。（图3-2）

2. 葛根、粉葛和愈风宁心片的显微鉴定 观察并记录（文字记录及数码采集图像）原料药粉末显微特征，鉴定其是否符合2015年版《中华人民共和国药典》相关项下标准，鉴定其制剂愈风宁心片是否符合该药品质量标准。

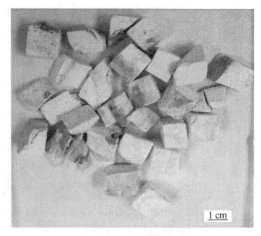

图3-2 粉葛药材图

（1）葛根的显微特征 粉末淡棕色。淀粉粒单粒球形，直径3～37 μm，脐点点状、裂缝状或星状；复粒由2～10分粒组成。纤维多成束，壁厚，木化，周围细胞大多含草酸钙方晶，形成晶纤维，含晶细胞壁木化增厚。石细胞少见，类圆形或多角形，直径38～70 μm。具缘纹孔导管较大，具缘纹孔六角形或椭圆形，排列极为紧密。（图3-3）

（2）粉葛的显微特征 粉末黄白色。淀粉粒甚多，单粒少见，圆球形，直径8～15 μm，脐点隐约可见；复粒多，由2～20分粒组成。纤维多成束，壁厚，木化，周围细胞大多含草酸钙方晶，形成晶纤维，含晶细胞壁木化增厚。石细胞少见，类圆形或多角形，直径25～43 μm。具缘纹孔导管较大，具缘纹孔圆形，排列极为紧密。（图3-4）

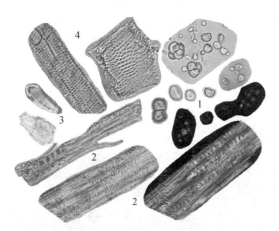

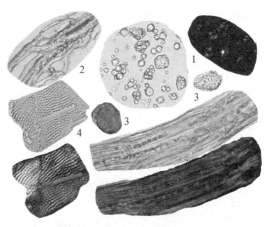

图3-3 葛根粉末显微鉴别图
1.淀粉粒 2.晶纤维 3.石细胞 4.具缘纹孔导管

图3-4 粉葛粉末显微鉴别图
1.淀粉粒 2.晶纤维 3.石细胞 4.具缘纹孔导管

3. 葛根、粉葛及其制剂的TLC鉴别

（1）葛根素对照品溶液、天然药物原料药及其制剂供试品溶液的制备 ① 对照品溶液制备：取葛根素对照品，加甲醇制成每1 mL含1mg的溶液，作为对照品溶液；另取葛根对照药材0.8 g，同法制成的对照药材溶液。② 药材供试品溶液制备：天然药物原料药（5个样品）0.1 g加甲醇10 mL，超声处理20分钟，将上清液滤出，药液置蒸发皿中水浴上蒸干，残渣加甲醇1mL使溶解，作为供试品溶液。③ 制剂供试品制备：取愈风宁心片2片，除去包衣，研细,加醋酸乙酯20 mL,超声处理20分钟,滤过,滤液蒸干,残渣加甲醇1 mL使溶解,作为供试品溶液。

（2）**点样**　照2015年版《中华人民共和国药典》四部薄层色谱法(通则0502)试验,吸取上述8种溶液各10 μl,分别点于同一硅胶G薄层板（或硅胶GF254薄层板）上,使成条状。

（3）**展开**　以三氯甲烷-甲醇-水(7∶2.5∶0.25)为展开剂,展开,取出,晾干。

（4）**结果观察**　置紫外光灯(365 nm和254 nm)下检视。供试品色谱中,在与对照药材色谱和对照品色谱相应的位置上,显相同颜色的荧光条斑或暗斑。记录（数码照相）实验结果。葛根素对照品、葛根对照药材及样品的薄层色谱见图（图3-5）。

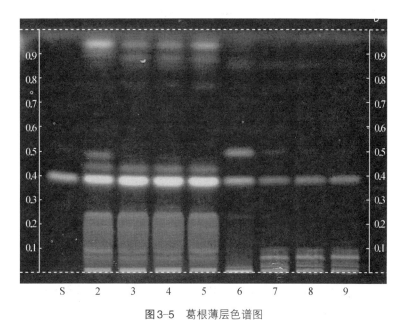

图3-5　葛根薄层色谱图

S.葛根素　2.葛根对照药材　3-5.葛根市售药材　6.粉葛对照药材　7-9.粉葛市售药材

【结论及分析】根据上述实验结果分析,首先确定正品葛根,再选出符合《中华人民共和国药典》的优质葛根进行后续实验。

【教学方式】教师讲授和演示及学生操作。

【注意事项】实验记录要求:药材粉末显微鉴别特征显微拍照并测量相应长度、直径、厚度等,天然药物原料药材、TLC结果要求数码拍照并记录实验结果。

【思考题】

1. 天然药物的性状鉴定、显微鉴定和TLC鉴定3种鉴定方法各有什么优点？什么情况下适用？

2. 粉末进行显微鉴定制片时如何选择透化剂？

【知识链接】葛根和粉葛的全项检测参考2015年版《中华人民共和国药典》收载的该品种质量标准。

Exp.1   Authenticity Identification of a Natural Medicine and Its Raw Materials

1.1   Basic knowledge

1.1.1   Basis for identification of natural medicines

Drug Administration Law of the People's Republic of China regulates: "Drugs must comply with the national drug standards; Slices of natural medicines should be processed in accordance with the national standards, in the absence of provisions in national standards, must be processed according to the processing specifications promulgated by the pharmaceutical supervisory and administrative department of provinces, autonomous regions and municipalities directly under the central government. *Pharmacopoeia of the People's Republic of China* and drug standards promulgated by the pharmaceutical supervisory and administrative department under the state council are the national drug standards." Hence identification of natural medicines should be based on the national drug standards at all levels.

1.1.2   Methods for authenticity identification of natural medicines

Authenticity identification, also known as original identification of natural medicines, is to identify the scientific name of the original plant (or animal) based on the macroscopic, microscopic, physicochemical characters of natural medicines, which includes the use of macroscopic identification, microscopic identification, physiochemical identification, and DNA molecular genetic marker technologies. This experiment involves in the first three methods, which are also the principal methods for authenticity identification of natural medicines.

1.1.2.1   Macroscopic identification of natural medicines   Macroscopic identification is a method for the identification of authenticity and superiority/inferiority of natural medicines simply through observing, touching, smelling and tasting, which includes observing the shape, size, color, surface features, texture, and transverse section, smelling odor, tasting, and conducting water test and fire test (to observe certain characteristics such as the variation of color, sinking or floating in water, 'bursting voice' and the color of the flame on burning the natural medicines).

1.1.2.2   Microscopic identification of natural medicines   Microscopic identification is a method for the identification of natural medicines by observing the shape and properties of cell, cell contents and particles contained in natural medicines with the application of microtechnique. To be specific, it is a method for the identification of the authenticity, purity and quality of natural medicines by analyzing the tissue structures and powder features. Besides the identification of natural medicines from categories of plant, animal and mineral, microscopic identification can be applied for the identification of Chinese patent preparations which are made of natural medicines.

1.1.2.3　Physiochemical identification of natural medicines　Physiochemical identification is a general term for physical and chemical methods applied in the qualitative analysis of main constituents, marker compounds or active components contained in natural medicines. Chromatography in particular, can be classified into paper chromatography (PC), thin-layer chromatography (TLC), column chromatography (CC), gas chromatography (GC), high performance liquid chromatography (HPLC), *etc.* Among them, thin layer chromatography (TLC) is the most commonly used method. Thin-layer chromatography (TLC) is a separation technique in which test solutions are deposited in a uniform thin layer on a support (plate) and developed by the mobile phase in a chromatographic chamber to separate the components of the substance being examined. The chromatogram thus obtained is then compared with that obtained in the same way of the suitable reference solutions.

1.2　Objectives

1.2.1　To master the basic techniques and operational method of macroscopic identification of natural medicines.

1.2.2　To master the basic techniques and operational method of microscopic identification of natural medicines and their preparations.

1.2.3　To master the basic techniques and operational procedure of the thin-layer chromatography for natural medicines and their preparations.

1.2.4　To correctly identify the authenticity and quality of several unknown natural medicines and select natural medicines of high quality for the subsequent experiments by comprehensive application of identification techniques and methods mentioned above.

1.3　Instruments and Reagents

Instruments: Optical microscope, tweezers, glass slide, coverslips, alcohol lamp, single-side/double-side blades, UV lamp (254 nm and 365 nm), silica gel G plate, silica GF_{254} plate, chromatography cylinder, balance, conical flask, ultrasonic vibration machine, measuring cylinder, capillary tubes.

Reagents: chloral hydrate solution, distilled water, diluted glycerol, methanol, ethyl acetate, chloroform.

1.4　Materials

Natural medicines and their corresponding powders five each including authentic natural medicine, confused natural medicine, sub-standard natural medicine, fake samples 1 and 2 respectively; Preparations of natural medicines under test; the corresponding reference substances and the reference drugs for quality control. Taking Puerariae Lobatae Radix for an example, samples are superior Puerariae Lobatae Radix (Kudzuvine Root is the dried root of *Pueraria lobata* (Willd.) Ohwi (Fam. Leguminosae)), Puerariae Thomsonii Radix (Thomoson Kudzuvine Root is the dried root of *Pueraria thomsonii* Benth. (Fam. Leguminosae)), sub-standard Puerariae Lobatae Radix, unknown fake samples 1 and 2; Yufeng Ningxin Tablets; Puerarin (reference substance), Puerariae Lobatae Radix (reference drug).

1.5 Procedure

1.5.1 Macroscopic identification of Puerariae Lobatae Radix and Puerariae Thomsonii Radix

Observe and record (written records and digital images) macroscopic characteristics of natural medicines, and identify whether they conform to those recorded in the 2015 edition of *Chinese Pharmacopoeia*.

1.5.1.1 Macroscopic identification of Puerariae Lobatae Radix The intact tuberous root is cylindrical, having brown outer bark, longitudinal wrinkles, skin pore, fibrous scars and solid texture. It is often cut longitudinally into rectangular thick slices or small square pieces, 5−35 cm long and 0.5−1 cm thick. The outer bark is pale brown and rough with longitudinal wrinkles. The cut surface is yellowish-white with indistinct striations. It has pliable texture, which is strongly fibrous, slight odor and slight sweat taste. (Figure.3−1)

1.5.1.2 Macroscopic identification of Puerariae Thomsonii Radix It has cylindrical, sub-fusiform or semi-cylindrical shape, which is 12−15 cm in length and 4−8 cm in diameter. It can be cut either longitudinally or obliquely into thick slices with varied sizes. The external surface is yellowish-white or pale brown, or grayish-brown when unpeeled. It is heavy in mass, hard in texture and starchy with pale brown fiber-formed concentric rings on the transverse section and several fiber-formed longitudinal striations on the longitudinal section. It has slight odor and slight sweat taste. (Figure.3−2)

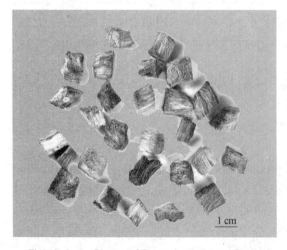

Figure. 3−1　Picture of Puerariae Lobatae Radix

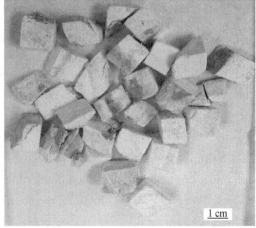

Figure. 3−2　Picture of Puerariae Thomsonii Radix

1.5.2 Microscopic identification of Puerariae Lobatae Radix, Puerariae Thomsonii Radix and Yufeng Ningxin Tablets

Observe and record (written records and digital images) microscopic characteristics of natural medicines and their preparation (Yufeng Ningxin Tablet), and identify whether they conform to those recorded in the 2015 edition of *Chinese Pharmacopoeia*.

1.5.2.1 Microscopic identification of Puerariae Lobatae Radix Powder is pale brown. The single starch granules is spheroidal shaped, 3−37 μm in diameter, and hilum can be pointed, cleft or stellate. Compound granule is made from 2−10 single granules. Fibers are mostly in bundles, walls are thickened and lignified, parenchymatous cells surrounded often contain prisms of calcium oxalate which forms crystal fibers, and walls containing crystal fibers are lignified and thickened. Stone cells are infrequently visible, either semi-rounded or polygonal shaped, with 38−70 μm in diameter. Bordered pitted vessels relatively larger, either in the shape of elliptical, and arranged in a very dense way (Figure.3−3).

1.5.2.2 Microscopic identification of Puerariae Thomsonii Radix Powder is yellowish-white. Starch granules are abundant while single granule is rarely seen. It is in the shape of spheroid with 8−15 μm in diameter and indistinct hilum point. Compound granules are abundant, which have 2−20 components. Fibers are mostly in bundles, walls are thickened and lignified, parenchymatous cell surrounded often contain prisms of calcium oxalate which forms crystal fibers, and walls containing crystal fibers are lignified and thickened. Stone cells are infrequently visible, either semi-rounded or polygonal shaped, with 25−43 μm in diameter. Bordered pitted vessels are relatively large with round shape and dense arrangement (Figure.3−4).

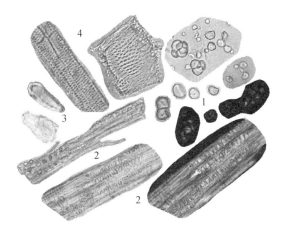

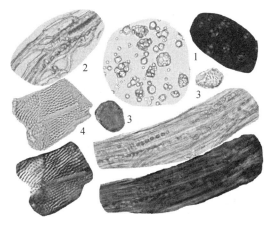

Figure. 3−3　Powder of Puerariae Lobatae Radix
1. tarch granules　2. Crystal fibres　3. Stone cells
4. Bordered pitted vessel

Figure. 3−4　Powder of Puerariae Thomsonii Radix
1. Starch granules　2. Crystal fibres　3. Stone cells
4. Bordered pitted vessel

1.5.3 TLC identification of Puerariae Lobatae Radix, Puerariae Thomsonii Radix and their preparations

1.5.3.1 Preparation of reference solution, raw material solution of the natural medicine and its preparation solution

1.5.3.1.1 Preparation of reference solution　Dissolve Puerarin CRS in methanol to produce a solution containing 1 mg per mL as the reference solution. Weigh 0.8 g Puerariae Lobatae Radix reference drug and operate as in the above method, then produce the reference drug solution.

1.5.3.1.2 Preparation of sample solution　Place 0.1 g powder of the authentic natural medicine (Puerariae Lobatae Radix), a confused natural medicine, an inferior unqualified quality natural medicine, and false samples 1 and 2 and dissolve in 10 mL of methanol in a conical flask respectively. Dissolve the sample under ultrasonic treatment for 20 minutes, and then filter off. After the filtration, evaporate the filtrate to dryness and dissolve the product in 1 mL of methanol as sample solutions.

1.5.3.1.3 Preparation of preparation solution　Dissolve the powder of Yufeng Ningxin Tablets in 20 mL of ethyl acetate. Treat the solution with the same method above.

1.5.3.2 Spotting　Carry out the method for thin layer chromatography (General Requiremennts 0502) regulated in the 2015 edition of *Chinese Pharmacopoeia*, using silica gel G (or silica GF_{254}) mixed with sodium carboxymethylcellulose as the coating substance, take 10 μl of each of the eight solutions and spot in a strip separately on a thin layer plate.

1.5.3.3 Developing　Develop the plate under the mobile phase (chloroform : methanol : distilled water= 7 : 2.5 : 0.25). Take out the thin-layer plate and dry it.

1.5.3.4 Observation　Observe the plate at 365 nm and 254 nm respectively, under ultraviolet light. The fluorescent or dark strip in the chromatogram obtained with the test solution corresponds in position and color to the fluorescent or dark strip in the chromatogram obtained with the reference drug solution and the reference solution. Record the data and take photos. Puerarin, Puerariae Lobatae Radix reference drug, and samples TLC chromatogramis seen in the picture（Figure. 3-5）.

1.6 Results and Discussion

First, identify the authentic Puerariae Lobatae Radix and then choose the superior sample which conforms to the *Chinese Pharmacopoeia*.

1.7 Teaching methods

Teachers: Lectures & demonstration.

Students: Hands-on practice & operation.

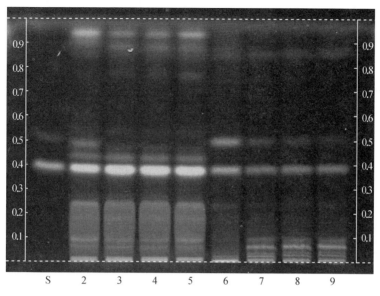

Figure. 3-5 TLC chromatogram

S. Puerarin　2. Puerariae Lobatae Radix reference drug　3-5. Puerariae Lobatae Radix commercial drug

6. Puerariae Thomsonii Radix reference drug　7-9. Puerariae Thomsonii Radix commercial drug

1.8　Note

Experiment record requirements: Take microscopic photos of microscopic identification characteristics of natural medicines and record corresponding length, diameter, thickness and so on. Take pictures of macroscopic identification of natural medicines and the TLC chromatogram.

1.9　Questions

1.9.1　What are the advantages of macroscopic identification, microscopic identification and TLC identification respectively? When to apply them?

1.9.2　How to choose transparent agent when natural medicine powder tries to make transparent in microscopic identification?

1.10　Relevant Knowledges

For the entire test of Puerariae Lobatae Radix and Puerariae Thomsonii, please refer to quality monographs of the two species recorded in 2015 edition of The *Chinese Pharmacopoeia*.

Glossary

1. macroscopic identification　性状鉴别
2. Puerariae Lobatae Radix　野葛
3. Puerariae Thomsonii Radix　粉葛
4. authenticity　真实性
5. texture　质地
6. fibrous　纤维性的
7. starchy　粉性的
8. concentric ring　同心环

9. odor　气味
10. starch granule　淀粉粒
11. fibre　纤维
12. stone cells　石细胞
13. bordered pitted vessel　具缘纹孔导管
14. filtration　过滤
15. evaporate　蒸发
16. ultrasonic　超声的

实验二　天然药物有效部位的提取纯化工艺研究

【基本知识】

1. 提取分离概述　天然药物中化学成分的组成一般比较复杂,往往有效成分和其他杂质共存,各成分的含量差别也比较大。

提取工艺应根据被提取有效成分的主要理化性质并考虑各种提取分离技术的原理和特点进行选定,使所需要的成分能充分地得到提取。

纯化工艺是采用适当方法最大限度除去无效成分,保留有效成分。分离纯化技术有利于提高产品有效成分的含量,确保天然药物的质量、疗效和稳定性。

2. 提取方法　提取就是用适当的溶剂将待研究的化学成分从药材组织中抽提出来的过程。在进行提取时,尽量使需要的成分和不需要的成分分开,使杂质不被提取出来,或在处理过程中尽可能除去,去粗取精。

提取可在室温下进行,也可以加热。一般常温提取杂质较少,而加热提取效率较高。在不了解有效成分性质之前,一般采用温和的条件,不宜使用酸碱溶液,以免有效成分被破坏。

常用的经典提取方法包括溶剂提取法、水蒸气蒸馏法和超临界流体提取法等。

(1) 溶剂提取法　溶剂提取法是实际工作中应用最普遍的方法,常见的提取溶剂包括水、亲水性有机溶剂和亲脂性有机溶剂。选择溶剂的要点是根据相似相溶的原理,最大限度地提取所需化学成分;溶剂应以容易回收、安全低毒、价格低廉为原则。

水为极性最大的常用提取溶剂。水提取可使用煎煮、浸泡和渗漉3种方式,也可用酸水或碱水提取。碱性、酸性成分或苷类等大极性成分,如小檗碱、甘草酸、芸香苷等,较易溶于水,可选择水作为提取溶剂。但是使用水提取时,提取液中包含糖类、氨基酸、蛋白质、无机盐类等较多水溶性杂质,较难过滤,不利于进一步分离;此外,如不能及时处理,其中糖类、蛋白质等营养物质易霉变,要注意防腐。因此,有些化合物虽能溶于水,但为了使杂质尽量少带出来,也常用有机溶剂提取。

有机溶剂提取常采用回流提取、连续回流提取(索氏提取法)、浸渍和渗漉等方式。也可采用几种极性不同的有机溶剂,按照极性由低到高依次分步提取,根据各成分在不同极性溶剂中溶解度的差异进行提取和分离。乙醇、甲醇是最常用的有机溶剂,能与水按任意比例混合,且能和大多数亲脂性有机溶剂混合,渗入药材细胞能力较强,能溶解大多数中药成分。一般来说,甲醇比乙醇的提取效果好,但毒性比乙醇大,故甲醇多在实验室研究中应用,而乙醇更适用于工业化生产。甲醇和乙醇的浓度要根据被提取物质的性质而定。

（2）**水蒸气蒸馏法**　水蒸气蒸馏法只用于提取能随水蒸气蒸馏,而不被破坏的难溶于水的成分。这类成分有挥发性,在100℃时有一定蒸气压,当水沸腾时,该类成分一并随水蒸气带出,再用油水分离器或有机溶剂萃取法,将这类成分自馏出液中分离。水蒸气蒸馏可以用来提取某些挥发油和挥发性成分,如麻黄碱就可以用水蒸气蒸馏法从麻黄中直接蒸馏出来。

（3）**超临界流体提取法**　超临界流体提取法是天然药物有效成分提取的新技术。超临界流体是介于液体和气体之间的流体,同时具有液体和气体的双重特性,它的扩散系数和黏度接近气体,而分子密度却大大增加,溶解性能类似液体,因此可以用来提取天然药物有效成分。最常用的流体物质是二氧化碳,因为它具有临界条件好,无毒、安全、无污染等优点。

3. 有效成分富集方法　天然药物的提取液或浓缩后得到的提取物通常仍是比较复杂的混合物,需要进一步富集才能得到有效部位或者相应的单体。天然药物化学成分的富集是根据提取物中各成分之间物理或化学性质的差异,运用一定的方法使各成分彼此分开,获得有效部位或者相应的单体的过程。

天然药物化学成分的富集方法很多,原理通常是根据天然药物中各化学成分在不同溶剂中的溶解度、分配系数,以及在不同色谱填料中的吸附性、解离程度等性质上的差异进行分离。下面介绍天然药物有效成分富集的一些常用方法。

（1）**萃取**　通常所指的萃取,即液-液分配萃取,是利用混合物中的各成分在两种互不相溶的溶剂中分配系数的不同而达到分离的目的。当提取溶剂选用的是水或乙醇水溶液时,提取后浓缩成适当浓度的水溶液,选择合适的有机溶剂与其萃取。若所需成分是脂溶性,可用有机溶剂如石油醚、氯仿或乙醚;若所需成分是亲水性物质,可用弱亲水性溶剂如乙酸乙酯、正丁醇等进行萃取。

（2）**沉淀法**　沉淀法是在提取液中加入某种溶剂或试剂产生沉淀,以获得有效成分或除去杂质的方法。工业上常用的沉淀法主要包括溶剂沉淀法和酸碱沉淀法。

溶剂沉淀法是在提取液中,加入某种溶剂,使某些成分沉淀出来的分离方法。例如在水提取液中,加入一定量的乙醇,使含醇量达到一定比例,则难溶于乙醇的成分如淀粉、树胶、黏液质、蛋白质等杂质从溶液中沉淀出来,经过滤除去沉淀,即可达到有效成分与这些杂质相分离的目的。这便是中药制剂中通用的"水提醇沉法"的基本原理。

酸碱沉淀法是利用酸性成分在碱水中成盐而溶解,在酸水中游离而沉淀,而碱性成分则在酸水中成盐而溶解,在碱水中游离而沉淀的性质,来进行分离的一种分离方法。如游离生物碱一般难溶于水,遇酸生成盐而溶于水,过滤除去水不溶性杂质,滤液再加碱碱化,则重新生成游离的生物碱,从水溶液中析出而与水溶性杂质相分离。

（3）**色谱分离法**　色谱法是天然药物化学成分分离的最常用方法,利用混合物中各种成分对固定相和流动相亲和作用的差异而使之相互分离。通过选用不同分离原理、不同操作方式、不同色谱材料或将各种色谱组合应用,达到对各类型化学成分的富集和精制。该法具有分离效能高、快速简便等特点。随着近年来色谱技术的发展,色谱法也逐步向仪器化、自动化、高速化及与其他仪器的联用方向发展,成为天然药物化学成分分离最有效、应用范围最广、使用最多的手段。

目前大孔吸附树脂吸附法是工业上最常用的有效部位富集方法之一。大孔吸附树脂是一种具有大孔结构的有机高分子共聚体。以大孔吸附树脂为吸附剂,利用其对不同成分的选择性吸附和筛选作用,通过选用适宜的吸附和解吸条件可以分离纯化某一个或某一类化合物。目前国内市售大孔吸附树脂约有几十种,每一种都有不同的适用范围。

【目的要求】

1. 掌握天然药物有效成分常用的提取、纯化方法。

2. 熟悉水提醇沉、大孔树脂富集有效成分的原理与方法。

3. 比较水提、水提醇沉、大孔树脂等提取纯化工艺对浸膏得率,有效成分含量及其提取率的影响。

【仪器试剂】旋转蒸发仪、鼓风干燥箱、水浴锅、煎煮锅、玻璃层析柱、纱布、量筒、容量瓶、蒸发皿、移液管、洗耳球、乙醇、甲醇、蒸馏水。

【实验材料】通过实验一选择正品药材,以此药材作为有效成分提取纯化的原料。本实验以豆科植物野葛 *Pueraria lobata* (Willd.) Ohwi 的干燥根为研究实例;选用 AB-8 大孔吸附树脂为富集有效成分的填料。

【实验内容】

1. 水煎提取工艺 本部分实验采用水煎提取法提取葛根总黄酮。

取葛根(野葛)饮片 80 g,置煎煮锅中,加 10 倍量水(800 mL),室温浸泡半小时。大火煮沸然后小火保持微沸状态 1 小时,纱布过滤提取液,药渣用 8 倍量水(640 mL)再煎煮半小时,纱布过滤提取液。合并两次提取的滤液,混合均匀,测量总体积并记录。精密量取 0.5 mL 置 10 mL 容量瓶中,以 30% 乙醇定容(测试样品 1),以备测定水提物总黄酮的含量;其余水煎液常压浓缩至 1 g 生药 /mL(80 mL),另精密量取 5.0 mL(相当于 5 g 生药量)的药液于已经记录重量的蒸发皿中,水浴蒸干,烘干,称重,计算水煎法浸膏得率。

水煎法提取葛根总黄酮流程图如图 3-6:

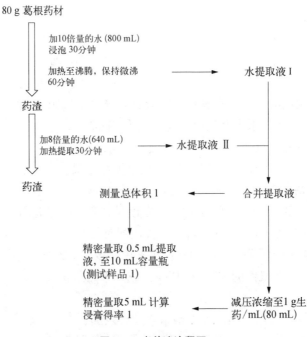

图 3-6 水煎法流程图

2. 醇沉纯化工艺 其余水煎浓缩液（75 mL）加2倍量95%乙醇（150 mL），搅拌，4℃放置约1个小时，沉淀。减压抽滤，测量滤液体积，量取0.5 mL置10 mL容量瓶中，以30%乙醇定容（测试样品2），以备测定水提醇沉纯化后样品总黄酮的含量；减压回收剩余滤液，浓缩至2.5 g生药/mL（30 mL）。另精密量取2 mL相当于5 g生药量的药液于已经记录重量的蒸发皿中，水浴蒸干，烘干，称重，计算水提醇沉纯化法所得浸膏得率。剩余样品，14 mL供药效试验（药理样品A）、14 mL供大孔树脂试验。

水提醇沉法富集葛根总黄酮流程图如图3-7。

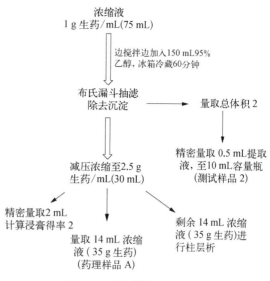

图3-7　醇沉纯化工艺流程图

3. 大孔树脂纯化工艺 取90 mL已经预处理好的大孔树脂AB-8吸附剂，装柱，上样，上样量14 mL（相当于35 g生药）葛根提取液，吸附平衡半小时。先以去离子水洗脱除去水溶性杂质，至检测无多糖反应（Molish反应）为止。再以70%乙醇洗脱，收集洗脱液，至无黄酮络合反应（FeCl₃反应）。测量70%乙醇洗脱液的总体积。量取0.5 mL置10 mL容量瓶中，以备测定大孔树脂纯化后总黄酮含量（测试样品3）。剩余洗脱液减压浓缩至上样体积（14 mL，相对于2.5 g生药/mL），精密量取2 mL（相当于5 g生药量）的药液于已经记录重量的蒸发皿中，水浴蒸干，烘干，称重，计算大孔树脂纯化法浸膏得率。剩余样品（12 mL）供药效试验（药理样品B）。

大孔树脂法富集葛根总黄酮流程图如图3-8：

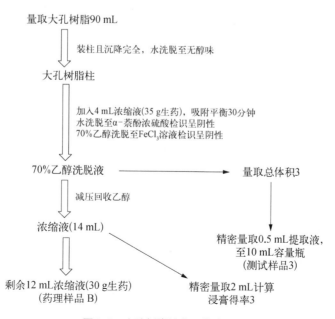

图3-8　大孔树脂纯化工艺流程图

【实验结果及分析】

表3-1　样品中黄酮含量测试

	总体积（mL）	取样体积（mL）	稀释倍数	吸光度A	样品浓度（μg/mL）	总黄酮含量（mg）
测试样品1						
测试样品2						
测试样品3						

表3-2　不同提取纯化工艺结果的比较

提取纯化方法	浸膏得率（%）	总黄酮含量（%）	总黄酮提取率（%）
水　提			
水提醇沉			
大孔树脂纯化			

【教学方式】教师讲授和演示及学生操作。

【注意事项】

1. 注意本实验共计有3个样品需要取样干燥并称重。

2. 注意本实验共计有3个样品需要测定总黄酮含量。

3. 注意本实验需要制备2个样品供药理实验使用。

【思考题】

1. 常用的提取纯化方法有哪些？

2. 葛根中的主要化学成分有哪些？

3. 本实验是否可以使用乙醇提取法？

【知识链接】色谱法指导原则参考2015年版《中华人民共和国药典》四部通则0500色谱法。

Exp. 2　Extraction and Purification Procedures of Bioactive Fractions from Natural Medicines

2.1　Basic knowledge

2.1.1　Overview of extraction and separation

Bioactive constituents, which could be responsible for particular biological activities, with some exception, occur in low amount in plants. These compounds may be unstable and be present as part of a complex mixture.

To sufficiently extract the targeted components, a procedure should be developed according to the main physicochemical properties of the components and various technical principles and characteristics.

Purification is a process that separates components required in an extract from other compounds as much as possible.

2.1.2　Extraction techniques

The primary goal of the extraction is to concentrate and separate the product from the biomass. The extraction process may be conducted at room temperature or through heating. Generally, extracts obtained at a lower temperature contain fewer impurities, whereas higher extraction efficiency can be reached at a higher temperature. Regarding unknown constituents, processing under soft conditions free from acid and alkali can effectively avoid decomposition of the constituents.

The following subsections present methods frequently used for extraction:

2.1.2.1　Solvent extraction　The most common method adopted for obtaining a plant extract is solvent extraction. Solvent extraction is based on the "like dissolves like" principle (i.e., a nonpolar solvent extracts nonpolar compounds, and a polar solvent extracts polar compounds).

The simplest form of solvent extraction is water extraction, which comprises of three processes: decoction, immersion, and percolation. Specific methods can be employed to isolate a specific class of compound, such as alkaloids and glycosides, from a plant source. For instance, to extract alkaloids present as free bases, the plant material can be extracted using dilute acids. However, water extraction may produce more substances than expected (*e.g.*, inorganic salts, proteins, and starches), which will hinder further separation. Therefore, some compounds are extracted using organic solvents to produce fewer unwanted components.

Organic solvent extraction often involves reflux extraction, Soxhlet extraction, immersion, and percolation. Several solvents of increasing polarity may also be used. The main advantage of incorporating immersion and percolation in cold solvent extraction is that neither the plant material nor the solvent is heated, resulting in low compound degradation. However, cold solvent extraction does not produce as high a yield as that produced when the solvent is heated. The plant material can be heated under reflux. A sophisticated form of reflux is Soxhlet extraction. Because ethanol has a satisfactory dissolving capacity, strong penetration behavior, and low risk of toxicity, ethanol-water in various ratios is widely used, depending on the properties of the desired material.

2.1.2.2　Steam distillation　Volatile oil and some volatile components can be extracted mainly using steam distillation. For example, ephedrine is separated directly from *Ephedra sinica* by applying this method. In a laboratory, steam is generated and passed into a flask containing the plant material. The heat releases oil from the material. The oil vaporizes and gathers on the condenser. The cooled oil can then be collected. The process can be scaled up for industrial extraction of large amounts of plant materials.

2.1.2.3 Supercritical fluid extraction Recently, commercial procedures have been developed using supercritical carbon dioxide (CO_2) as a mild solvent. This process is based on a liquid attaining a temperature and pressure at which the liquid does not evaporate but remains in a fluid state, a supercritical fluid. At this point, no difference in density between the liquid and gaseous forms of the substance exists. The advantage of CO_2 is that it is nonflammable and suitable for extracting compounds that have a low thermal stability and nonpolar compounds. The disadvantage is that the apparatus required for the process is more complex and expensive than that required for steam distillation.

2.1.3 Fractionation techniques

All separation processes involve dividing a mixture into numerous discrete fractions. These fractions may be obvious, physically discrete divisions, such as the two phases of a liquid–liquid extraction, or the contiguous eluate from a chromatographic column that is artificially divided by the extractor into fractions.

Typically, the initial extraction is then separated into fractions. The following subsections detail methods frequently used during fractionation:

2.1.3.1 Fractionation using solvents The most frequently used extraction is liquid–liquid distribution. There are different distribution coefficients of compounds in two solvents that are insoluble in each other and can separate themselves. When a water or alcohol system is used as the extraction solution, the extract is concentrated and the solution is extracted using suitable organic solvents. When the desired materials are hydrophobic, the options for organic solvents are petroleum ether, chloroform, or diethyl ether. When the materials are hydrophilic, ethyl acetate and n-butanol can be used.

2.1.3.2 Precipitation A specific class of compounds can be precipitated from concentrated solutions by using reagents or other solvents. For example, an effective method for removing polysaccharides in a water extract is to treat the concentrated extract by increasing the ethanol concentration. This method is called "water extraction and alcohol precipitation" in Chinese Materia Medica preparation.

When the desired substance is an acid or alkali, acid or alkali must be added to the extracting solvent to change the substance into salt to render it free for extraction. Some substances react with acids or alkalis, and the products have varied solubility. In addition, these properties can be used as long as the reactions are reversible.

2.1.3.3 Chromatography Chromatography involves the distribution of a compound and related analogues between two phases: a moving *mobile phase* is passed over an immobile *stationary phase*. Separation is based on the characteristic process in which compounds distribute themselves between these two phases. Thus, as one phase carrying the solute passes over the stationary phase, the solutes are in a constant dynamic equilibrium between the two phases. For any compound, the position of this equilibrium is determined according to the interaction strength of the compound with the stationary phase and the competition for the stationary phase between the compound and mobile phase. The stationary phase may be a solid or liquid, and the fluid mobile phase may be liquid to enable liquid chromatography, which is widely used and appears in several forms. A preliminary fractionation on a column of macroporous resin is the most convenient method. This technique is suited for managing numerous samples.

2.2　Objectives

2.2.1　To understand the extraction and purification principles of natural products;

2.2.2　To master the macroporous resin purification method;

2.2.3　To compare the differences in yield, recovery, and content of active constituents by applying decoction, water extraction and alcohol precipitation, and macroporous resin purification methods.

2.3　Instrument and Reagents

Rotary evaporator, boiler, water bath, drying cabinet, chromatographic column, volumetric cylinder, volumetric flask, filter cloths, pipette, rubber bulb, ethanol, methanol, and distilled water.

2.4　Materials

Puerariae Lobatae Radix and AB-8 macroporous resin.

2.5　Procedure

2.5.1　Extraction through decoction

First, 80 g of cut Puerariae Lobatae Radix is soaked in 800 mL of water for 30 min and extracted by boiling for 60 min. The extract is filtered through a piece of cheesecloth, and then the filtrate is reserved. The extracted material is extracted again with 640 mL of water for another 30 min in the same process and filtered as described. The combined extract is mixed evenly and the total volume is measured. To detect the content of total flavonoids, 0.50 mL of the solution is placed into a 10 mL volumetric flask (**Sample 1**) and left to make a certain volum with 30% ethanol.

The volume of the remaining extract is reduced to 80 mL (equal to 1 g of crude drug per mL). Subsequently, 5.0 mL of the concentrate is placed into an evaporating dish and dried in a water bath. The dried material is weighed to calculate **Yield 1**. (Figure.3−6)

2.5.2　Purification process using alcohol precipitation

Under a stirring condition, 150 mL of 95% ethanol is added to the remaining 75 mL of the aforementioned concentrate and then placed in an ice bath for 60 min. The precipitate is removed by using Buchner filtration, and the total volume is measured. To detect the content of total flavonoids, 0.50 mL of the solution is placed into a 10 mL volumetric flask (**Sample 2**) and left. The residual solution is condensed to 30 mL (equal to 2.5 g of crude drug per mL) by using a rotary evaporator. Subsequently, 2.0 mL of the concentrate is placed into an evaporating dish and dried in a water bath. The drying material is weighed to calculate **Yield 2**. For pharmacological testing and the purification process using macroporous resin, 14 mL and 14 mL of the concentrate is reserved (**Sample A**), respectively. (Figure.3-7)

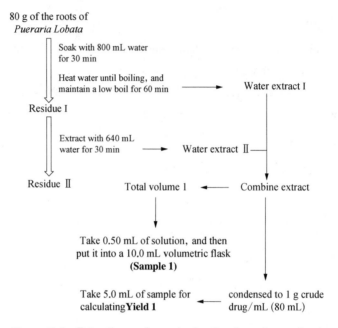

Figure. 3-6 Extraction performed using the decoction method

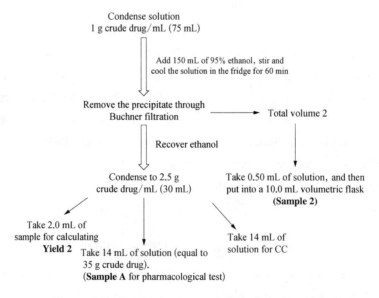

Figure. 3-7 Purification process using alcohol precipitation

2.5.3　Purification process using macroporous resin column chromatography

First, 14 mL of the extract (equal to 35 g of crude drug) is loaded on top of a short column of AB-8 macroporous resin (90 mL) and retained for 30 min. The column is eluted using deionized water until no more polysaccharides can be detected using the Molish reaction followed by 70% ethanol, and this fraction is collected until no more flavonoids can be detected using FeCl₃.

The total volume of this fraction is measured, and 0.5 mL of the aforementioned solution is placed into a 10 mL volumetric flask (**Sample 3**), which is left for detecting the content of total flavonoids. The residual solution is condensed to 14 mL by using a rotary evaporator. Subsequently, 2 mL of the concentrate is placed into an evaporating dish and dried in a water bath. The dried material is weighed to calculate **Yield 3**. For pharmacological testing, 12 mL of the remaining extract is reserved (**Sample B**). (Figure.3-8)

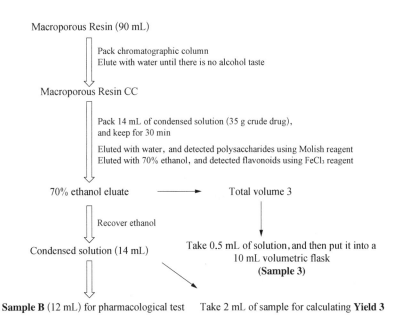

Figure. 3-8　Purification process using macroporous resin column chromatography (CC)

2.6　Results and Discussion

Tab. 3-1　Quantitative analysis of total flavonoid content

	Total Volume (mL)	Sampling Volume (mL)	Dilution	Absorption	Content (µg/mL)	Total Flavonoids (mg)
Sample 1						
Sample 2						
Sample 3						

Tab. 3-2   Results

Method	Yield (%)	Total Flavonoid Content (%)	Total Flavonoid Recovery (%)
Water extraction			
Alcohol Precipitation			
Macroporous resin CC			

2.7   Teaching Method

Teachers: Lectures & demonstration.

Students: Hands-on practice and operation.

2.8   Note

2.8.1   To prepare three samples for calculating yields;

2.8.2   To prepare three samples for analyzing total flavonoid content;

2.8.3   To prepare two samples for pharmacological testing.

2.9   Questions

2.9.1   What extraction methods are commonly used for natural products?

2.9.2   What are the main chemical constituents of *Pueraria lobata*?

2.9.3   Can this experiment be performed using the alcohol-extraction method?

2.10   Relevant Knowledge

About guidelines for chromatography, please refer to General Requirements 0500, Volume IV, 2015 edition *Chinese Pharmacopoeia*.

Glossary

1. flavonoid   黄酮
2. isoflavonoid   异黄酮
3. process   工艺
4. separate   分离
5. component   成分
6. alkaloid   生物碱
7. terpene   萜类
8. steroid   甾体
9. glycoside   糖苷
10. anthraquinone   蒽醌
11. coumarin   香豆素
12. cellulose   纤维素
13. chlorophyll   叶绿素
14. grease   油脂
15. water-extraction   水提
16. decoct   煎煮
17. immerse   浸泡
18. percolate   渗漉

19. berberine　黄连素
20. glycyrrhizinic acid　甘草酸
21. globulariacitrin　芸香苷
22. alcohol precipitation　醇提
23. organic solvent-extraction　有机溶剂萃取
24. macroporous resin　大孔树脂
25. precipitation　沉淀
26. chromatographic column　色谱柱

实验三　天然药物指标成分的含量测定及方法学研究

【基本知识】天然药物可以借鉴《中华人民共和国药典》或文献收载的与其相同成分的测定方法，但因品种不同，均要进行方法学考察研究，包括测定方法的线性关系、精密度、重现性、稳定性试验及回收率试验等，主要考察项目的内容和要求如下。

1. 方法学考察

（1）测定条件的选择　目的：找出最佳测定条件。

如液相色谱法中固定相和流动相的选择、薄层扫描法层析与扫描条件的选择等。

紫外可见分光光度法或液相色谱法研究过程中，所测总成分以某一单体成分为对照品，进行方法学考察时，应首先考察对照品溶液与供试品溶液最大吸收波长是否一致或相近。

（2）专属性试验　目的：防止假阳性现象。

在色谱法中常用阴性对照法，即以被测成分或药材与除去该成分或该药材的成药做对照，以考察被测成分的斑点（或峰）的位置是否与干扰组分重叠，从而确证测定指标（如吸收度、峰面积）是否仅为被测成分的响应，防止假阳性的干扰。

紫外可见分光光度法中的空白对照液常见的为有机溶剂空白和试剂空白（溶剂加显色剂）。复方制剂应同色谱法一样做阴性对照试验，以确证吸收度仅为被测成分的响应。

（3）线性关系　目的：确定样品浓度与响应值如吸收度、色谱峰面积（或峰高）之间的线性关系。

紫外可见分光光度法须制备相关标准曲线，考察样品浓度与响应值呈线性关系的范围，并获取相应的回归方程，用以确定取样量并计算含量。标准曲线中至少包含5个浓度点，相关系数r值应在0.999以上。

色谱法一般均采用对照品比较法、外标法或内标法测定，并进行线性考察。

（4）稳定性试验　目的：选定最佳的测定时间范围。

用紫外可见分光光度法或薄层扫描法等测定时，应对被测液或薄层色谱斑点的吸收度值稳定性进行考察，即每隔一定时间测定1次，延续3～4小时（12小时），视其是否稳定，以确定适当的测定时间。

液相色谱法中，样品的稳定性应至少测定至12小时，24～48小时更佳，相对标准偏差（RSD）应低于3%。

（5）精密度试验　目的：考察分析方法在不同时间、不同操作人员、不同试验室下，所得结果的重现性和重复性。

1）中间精密度　中间精密度系指在同一试验室，由于试验室内部条件改变，如时间、分析人员、仪器设备、测定结果的精密度。对同一样品，进行多次测定，平行试验至少6次以上，即$n \geq 6$，计算相对标准偏差（RSD），一般要求低于3%。

2）重复性试验　按拟定的含量测定方法，对同一批样品进行多次测定，要求$n \geq 6$，低于3%。

同一人短时间内测定多次称重复性，即日内精密度；不同人或实验室测定称重现性。

（6）回收率实验　目的：考察测定方法的准确度。

含量测定方法的建立，多以回收率估计分析的误差和操作过程的损失，以评价方法的可靠性。对单味药材的回收率测定，因不易制备除去被测成分的药材空白对照品而采用加样回收法。

加样回收：即于已知被测成分含量的样品中再精密加入一定量的被测成分纯品，依法测定。用实测值与原样品中含测成分之差，除以加入纯品量计算回收率。

计算公式：　　　　　　　　$(C-A)/B \times 100 =$ 回收率%

式中，A：样品所含被测成分量；B：加入纯品量；C：实测值。

回收率试验至少需要进行6次试验（$n=6$），或三组平行试验（$n=9$），即在同一批样品中加入高、中、低不同纯品量。回收率一般要求在95%～105%，如某些方法操作步骤繁复，可要求略低，但一般应不小于90%。

2. 含量测定　目的：得到样品中被分析物含量的准确结果。

未知样品的分析方法需经验证后方可用于含量测定。样品分析可以只进行一次，也可根据需要重复分析测定，则每个批次的样品在分析测定时均需相应的标准曲线。一般来说，质量控制样品的含量测定结果相对标准偏差应不超过5%。

【目的要求】

1. 掌握天然药物含量测定方法学研究的内容。

2. 以葛根为例，掌握天然药物中指标成分的含量测定方法。

【仪器试剂】 紫外可见分光光度计、电子天平、超声振荡仪、研钵、100 mL具塞锥形瓶、量瓶（5 mL、10 mL、25 mL、50 mL）、移液管（1 mL、2 mL、5 mL、10 mL、25 mL）、乙醇、蒸馏水。

【实验材料】 药品试剂：葛根（野葛）、粉葛药材、愈风宁心片、葛根素对照品。

【实验内容】 葛根素及总黄酮在紫外区250 nm处有强吸收峰，可通过紫外分光光度计在250 nm处测定吸光度，以确定其含量。随行空白。

1. 样品的制备

（1）药材供试品溶液制备　分别取野葛（6份）和粉葛（2份）药材0.1 g，精密称定，置于锥形瓶中，精密加入30%乙醇50 mL并称重，超声处理20分钟后重新称重，用30%乙醇补足重量，过滤，滤液即为供试品溶液。

（2）制剂供试品溶液制备　取愈风宁心片2片，除去包衣，捣碎研细，精密称定50 mg，同上处理后，取滤液作为供试品溶液。

2. 标准曲线的建立　对照品母液制备：配制1 mg/mL的葛根素对照品，精密吸取1 mL置10 mL量瓶中，以30%乙醇稀释并定容。

分别精密量取适量对照品母液,以30%乙醇定容于10 mL量瓶,配成一系列浓度梯度的对照品溶液。以30%乙醇为参比溶液,测250 nm处的吸收值(以吸光度A表示)。随行空白。以吸光度值为纵坐标Y,葛根素对照品浓度为横坐标X(mg/mL),绘制标准曲线,计算得回归方程,线性相关系数r及线性范围。

表3-3　葛根素标准曲线的建立

试验号	浓度(mg/mL)	*A*
1		
2		
3		
4		
5		

回归方程:
线性相关系数r:　　　　　　　　　　　　　　线性范围:

3. 精密度试验　取一份对照品溶液,测定其吸光度,重复6次,计算总黄酮吸光度的RSD值。

表3-4　葛根素精密度试验结果

试验号	*A*	*Ā*	RSD%
1			
2			
3			
4			
5			
6			

4. 稳定性试验　取1份样品,每隔一定时间(30分钟)测定一次吸光度,共计测定3小时,计算RSD值。

表3-5　样品稳定性试验结果

试验号	时间间隔(分钟)	具体时间	*A*	*Ā*	RSD%
1	0				
2	30				
3	60				
4	90				
5	120				
6	150				
7	180				

5. 重复性试验 平行取6份样品，分别测定紫外吸光度，计算总黄酮的平均含量。

表3-6 样品重复性试验结果

试验号	取样量（mg）	样品浓度（mg/mL）	A	总黄酮含量（mg/g）	平均含量（mg/g）	RSD%
1						
2						
3						
4						
5						
6						

6. 加样回收率试验 精密称取野葛粉末0.05 g，每2份为一组，共3组，于锥形瓶中，根据"5"计算的总黄酮平均含量，分别加入样品中已知总黄酮含量的80%、100%、120%。按（1）法制备供试液，测定样品含量。计算平均回收率及其RSD值。

表3-7 葛根素加样回收率试验结果

试验号	取样量（g）	样品含量（mg）	加入葛根素（mg）	测得量（mg）	加样回收率（%）	平均回收率（%）	RSD（%）
1							
2							
3							
4							
5							
6							

7. 样品的含量测定 每组样品（葛根、粉葛和愈风宁心片）各平行取2份样品，测定吸光度，计算各组样品中葛根总黄酮的含量（样品浓度应在线性范围之内，如超过线性范围，须稀释一定倍数）。

表3-8 葛根总黄酮含量测定结果

样品	粉葛		野葛		愈风宁心片	
	1	2	1	2	1	2
W（g）						
A						
含量（mg/g）						

【**教学方式**】教师讲授和演示及学生操作。

【注意事项】

1. 药材用乙醇溶液超声提取后,应补足重量,防止溶剂挥发所致测定偏差。

2. 吸收池的光学面必须清洁干净,不可用手触摸,只能用擦镜纸擦拭。

3. 在标准曲线法定量测定实验中,应使样品溶液的被测组分浓度落在标准曲线的线性范围内。

【思考题】 归纳天然药物含量测定方法学研究的内容和要求。

【知识链接】

1. 2015年版《中华人民共和国药典》四部通则:药品质量标准分析方法验证指导原则 [9101].中药质量标准分析方法验证指导原则,2015年版《中华人民共和国药典》一部附录 XIXA —— Guidelines for validation of analytical procedures on quality standard

2. ICH Q2A.Test on Validation of Analytical Procedures.

3. ICH Q2B. Validation of Analytical Procedures: Methodology.

Exp. 3 Quantitative Determination of Marker Compounds of Natural Medicines and Methodology Study

3.1 Basic Knowledge

Quantitative determination of natural medicine can refer to *Chinese Pharmacopoeia* or literature procedures for the same component. Due to different varieties of the test drug, it is required to conduct method validation, including linearity, precision, reproducibility, stability test and recovery test, etc. Typical validation items which should be considered are listed below:

3.1.1 Method Validation

3.1.1.1 Selection of test condition

Objective: to find out the optimum determination conditions.

For instance, stationary phase and mobile phase need to be optimized in liquid chromatography as well as chromatographic and scanning conditions should be chosen in thin layer chromatography (TLC) method.

Some monomer standards are selected as reference for determination of bulk compositions in ultraviolet and visible (UV-vis) spectrophotometry or liquid chromatography research process. The method validation study, therefore, should firstly examine whether the maximum absorption wavelength of standard solution is consistent with or close to that of the sample solution.

3.1.1.2 Specific test

Objective: to prevent false positive results.

In order to inspect whether the tested component spots (or peaks) will be overlapped by interference components, a negative control test is commonly used in chromatography. It is performed by comparing the tested components or herbs to ones that are absent of them. Thereby, the results will confirm that the response of measurement indicators (such as absorption, peak area) refers only to the tested components, so that false positive interferences will be prevented.

The commonly used blank control solution in UV-vis spectrophotometry is organic solvent or reagent blank (blank solvent adding a different chromogenic agent). Similarly, to ensure that the absorbance response is only obtained from the measured component in the compound preparation, it has to perform the same negative control test as the one used in the chromatographic separation.

3.1.1.3　Linearity

Objective: to determine the linear relationship between the sample concentration and response such as absorbance, and chromatographic peak area (or the peak height) value.

Standard curve solutions should be prepared in order to obtain test results which are directly proportional to the concentration (amount) of analyte in the sample in UV-vis spectrophotometry. Then the sample amount or content will be determined accurately based on the corresponding regression equation. For the establishment of linearity, a minimum of 5 concentrations is recommended as well as the value of correlation coefficient should be above 0.999.

In chromatographic analysis procedure, generally use the reference comparison method, external and internal standard methods for the determination, and also conduct a linear investigation.

3.1.1.4　Stability test

Objective: to select the best range for measuring time.

The stability test should be performed by investigating the absorbance change of a measured solution or TLC spots when UV-vis spectrophotometry or TLC is applied. The measurement should be carried out at regular intervals to determine a particular time, and it should last for the continuation of $3 \sim 4$ hours (total of 12 hours). The appropriate time range of the measurement will be determined depending on the stability results.

In Liquid Chromatography, it is necessary to test the sample stability for at least 12 hours (24 to 48 hours will be even better). The relative standard deviation (RSD) of the measurement results should be below 3%.

3.1.1.5　Precision

Objective: to investigate the reproducibility and repeatability of the analytical method at different time, by different operation personnels or in different laboratories.

• Intermediate precision　Intermediate precision expresses within-laboratory variation: different days, different analysts, different equipment, *etc*. A parallel test should be carried out at least six times ($n \geqslant 6$). Generally the RSD of the testing results should be below 3%.

• Repeatability　According to the established quantitative method, samples within the same batch were repeatedly measured. The results should also be in accordance with the requirements of $n \geqslant 6$, RSD $<$ 3%.

Repeatability expresses the precision under the same operating conditions over a short interval of time. It is also termed "intra-assay" precision. Reproducibility expresses the precision between laboratories (collaborative studies, usually applied to standardization of a methodology).

3.1.1.6　Recovery test

Objective: to study the accuracy of the determination method.

The recovery rate can be used to evaluate the reliability of the established determination method by estimating analysis error and loss in the operation process. A sample recovery test is commonly applied to the determination of a single herb due to the lack of blank reference samples, which are not easily prepared by removing the analytes of the test herb.

Recovery: Determine the content of samples which are prepared by adding a certain amount of pure chemical to the known content sample. Calculate the recovery rate by way of dividing the difference of the measured value and the measured component amount in the original sample by a pure chemical spiked amount.

Formula: $$(C\!-\!A)\,/\,B \times 100 = \text{recovery}\%$$

In the formula, A: the measured component amount in the original sample; B: the pure chemical spiked amount; C: the measured value.

The recovery test requires at least 6 parallel tests (n=6), or three groups of parallel tests (n=9), which means three different amounts of pure chemical at high, medium and low level will be added to the same batch samples to obtain the nine test samples. The general requirement of the recovery range is from 95% to 105%. In case that some method and operation steps involved are complicated, we can lower the standard, which should not be less than 90%.

3.1.2　Assay

Objective: to obtain the accurate content of the analytes.

The assay of an unknown sample should be performed after the analytical method is validated and accepted. This procedure can be carried out by single determination, or replicate analysis if necessary. The corresponding standard curve of samples in each batch should be generated for analysis. In general, the RSD from the results of the quality control samples should be not more than 5%.

3.2　Objectives

3.2.1 To master the methodological research content of a natural medicine assay.

3.2.2 To master the determination method of marker compounds by taking Puerariae Lobatae Radix as an example.

3.3　Equipment and Reagents

Ultraviolet-visible spectrophotometer, electronic balance, ultrasonic apparatus, mortar, conical flask with cover (100 mL), volumetric flask (5 mL, 10 mL, 25 mL, 50 mL), pipette (1 mL,

2 mL, 5 mL, 10 mL, 25 mL), ethanol, distilled water.

3.4　Materials

Decoction pieces of Puerariae Lobatae Radix, Decoction pieces of Puerariae Thomsonii Radix, Yufeng Ningxin Tablets, Reference substance of puerarin.

3.5　Procedure

Puerarin and total flavonoids have a strong absorption peak at the wavelength of 250 nm. The content can be determined by absorbance determination at 250 nm using an ultraviolet spectrophotometer with the blank solution of 30% ethanol.

3.5.1　Sample preparation

3.5.1.1　Preparation of the herbal test solution　Weigh 6 portions of Puerariae Lobatae Radix and 2 portions of Puerariae Thomsonii Radix per 0.1 g, and put them into conicial flask. Add 50 mL of 30 % ethanol and record the total weight of each flask. Subject them to ultrasonication for 20 min, then complement each weight with 30 % ethanol. After filtration, the filtrate is used as the test sample solution.

3.5.1.2　Preparation of pharmaceutical sample　Peel two Yufeng Ningxin Tablets and grind them into a fine powder. Weigh 50 mg of powder. Then treat them with the same method mentioned above.

3.5.2　Standard curve

Preparation of the reference solutions: Make puerarin reference solution of 1 mg/mL, transfer 1 mL of the reference solution precisely to a volumetric flask of 10 mL, then add 30% ethanol to the graduation line. Dilute the solution into 5 concentrations with different folds. Determine the absorbance values (A) at 250 nm with the blank solution of 30% ethanol. Draw the standard curve with the absorbance value as Y and the concentration as X, calculate the regression equation, correlation coefficient and linear range.

Tab. 3-3　Standard curve of puerarin

Test samples	Concentration (mg/mL)	A
1		
2		
3		
4		
5		

Regression equation：
Correlation coefficient：　　　　　　　　　　　Linear range：

3.5.3 Precision test

Take 1 sample solution, dilute to a suitable concentration, determine the UV absorbance at 250 nm continuously for 6 values, and calculate the RSD value of the absorbance.

Tab. 3-4 Precision test result of puerarin

Samples	A	$\bar{A}$	RSD%
1			
2			
3			
4			
5			
6			

3.5.4 Stability test

Take 1 sample solution, determine the absorbance every 30 min, within 3 hours, and then calculate the RSD value of the absorbance.

Tab. 3-5 Stability test result of sample solution

Samples	Times (min)	A	$\bar{A}$	RSD%
1	0			
2	30			
3	60			
4	90			
5	120			
6	150			
7	180			

3.5.5 Repetition test

Take 6 sample solutions, determine the absorbance at the wavelength of 250 nm. Calculate the average content of the total flavonoids.

Tab. 3-6 Repetition test result of sample solution

Samples	Sample volume (mg)	Concentration (mg/mL)	A	Content (mg/g)	Average content (mg/g)	RSD%
1						
2						

(continued)

Samples	Sample volume (mg)	Concentration (mg/mL)	A	Content (mg/g)	Average content (mg/g)	RSD%
3						
4						
5						
6						

3.5.6   Recovery test

Weigh 6 portions of herbal powder per 0.05 g, adding puerarin reference substance (80%, 100%, 120% of the flavonoids in the herbs). Prepare the sample solution as procedures in section 3.5.1.1. Determine the absorbance value.

Tab. 3-7   Recovery test result of puerarin

Samples	Sample volume (g)	Content (mg)	Puerarin volume (mg)	Measured volume (mg)	Recovery (%)	Average recovery (%)	RSD (%)
1							
2							
3							
4							
5							
6							

3.5.7   Assay

Take two sample solutions of Puerariae Lobatae Radix, Puerariae Thomsonii Radix and Yufeng Ningxin Tablet separately, and determine the absorbance values. Calculate the content of total flavonoids.

Tab. 3-8   Determination of total flavonoids in different samples

Samples	Puerariae Lobatae Radix		Puerariae Thomsonii Radix		Yufeng Ningxin Tablets	
	1	2	1	2	1	2
$W(\text{g})$						
A						
Content (mg/g)						

3.6　Teaching Method

Teachers: Lectures and demonstration

Sstudents: Hands-on practice and operation.

3.7　Note

3.7.1　The total weight should be complemented after sample extraction by ethanol solution in order to prevent the measurement deviation caused by solvent evaporation.

3.7.2　Keep the cuvette clean, do not touch the optical surfaces with fingers, cleaning the cells with lens paper.

3.7.3　The concentration of the sample solutions should be within the scope of the standard curve in designing a quantification experiment by using standard curve method.

3.8　Questions

Try to sum up the methodological research content of assay for natural medicine products.

3.9　Relevant Knowledges

3.9.1　Guidelines for validation of analytical procedures on quality standard of drug or Chinese Materia Medica, *Chinese Pharmacopoeia* 2015 edition, general rule〔9101〕or appendix XIX A.

3.9.2　ICH Q2A. Test on Validation of Analytical Procedures.

3.9.3　ICH Q2B. Validation of Analytical Procedures: Methodology.

Glossary

1. methodology　方法学
2. linearity　线性
3. precision　精密度
4. repetition　重复性
5. stability　稳定性
6. recovery　回收率
7. blank test　空白试验
8. ultraviolet and visible (UV-vis) spectro-photometry　紫外可见分光光度法
9. assay　含量测定
10. standard solution　对照品溶液
11. test solution　供试品溶液
12. sample solution　样品溶液
13. absorption value　吸收值
14. absorbance　吸光度
15. puerarin　葛根素
16. total flavonoids　总黄酮
17. standard curve　标准曲线
18. regression equation　回归方程
19. correlation coefficient　相关系数
20. linear range　线性范围
21. relative standard deviation (RSD)　相对平均偏差

实验四　天然药物的药效学研究

【基本知识】中药是天然药物的重要组成部分。本章重点介绍中药新药的药效学研究。

中药新药的药效学研究,应遵循中医药理论,运用现代科学方法,制定具有中医药特点的实验计划。根据中药新药的功效、主治,结合其剂型、给药途径、临床应用,并参考相关文献资料,以拟开发为新药的中药复方或配伍、中药组分、单味中药及其提取物、中药单体成分等为研究对象,根据《中药新药药效学研究指南》的要求,选用或建立与中医"证"或"病"相符或相近似的动物模型和实验方法,制定实验方案。实验设计应严密整合三大要素,严格遵循三大基本原则,并采用正确的统计学方法处理实验结果,研究工作才能对中药新药的有效性做出客观准确的评价。

1. 实验设计的三大要素　实验设计的三大要素为处理因素、实验对象和实验效应。

（1）处理因素　处理因素是指研究者根据研究目的欲施加或观察的,能作用于实验对象并引起直接或间接效应的因素,又称实验因素。与处理因素同时存在,能使实验对象产生效应的其他因素称非处理因素,又称干扰因素。完整的实验设计需事先明确其中处理因素及其水平的数量。如研究药物的抗高血压作用,只观察不同药物对血压的影响时,药物是唯一的处理因素,而不同种类药物或药物不同剂量的组别数则是水平数,但是同时血压也受年龄、季节等非处理因素的影响而干扰了处理因素产生的药理效应。因此,在确定处理因素的同时,根据专业知识与实验条件,应尽可能找出对研究结果产生影响的非处理因素,并加以有效控制。最好通过一些预实验,初步筛选处理因素并确定应取哪些水平,以免实验设计过于复杂。

（2）实验对象　即受试对象。不同的药效学实验研究需要选取不同的敏感动物,以解剖、生理、习性及反应性与人类相近的动物为佳。任何新药的研制在进入临床前最终均需得到整体动物模型的验证。实验设计中受试对象的总数称为样本含量,一般需根据特定的设计类型估计出较合适的样本含量,样本过大或过小均有弊端。

（3）实验效应　实验效应是反映处理因素作用强弱的标志,用实验指标来表达。因此应尽量选用灵敏度高、特异性强、精确可靠的客观指标。对一些半客观或主观指标,一定要事先规定读取数值的严格标准,才能准确地分析实验结果,提高可信度。

2. 实验设计的三大基本原则　实验设计的三大基本原则是随机、对照、重复。

（1）随机　随机是使每个实验对象在接受处理时,机会均等地分配到各个组别。可采用随机排列表法、随机数字表法等随机方法。随机可减轻主观因素的干扰,尽量保持非处理因素组间均衡可比,减小或避免偏性误差。在实验对象的抽样、分组和实验实施中均应遵循随机化原则。

（2）对照　对照是比较的基础。只有设立了对照,才能消除非处理因素对实验结果的影响,从而把处理因素的效应分离出来。实验组别一般至少分为阴性对照组、阳性对照组和受试实验组。对照应符合"齐同可比"的原则,即除处理因素外,对照组的其他一切条件(尤其是影响实验结果的非处理因素)应与受试实验组完全相同。药效学实验中,阴性对照组以无效药物或受试药物溶媒、赋型剂等作为对照，应产生阴性结果；阳性对照组采用疗效肯定的药物作为对照，应产生阳性结果。进行组间比较时，在确定差异是否具有统计学意义后再下实验结论；受试实验组的药效判定需与阴性对照组进行比较。受试实验组可设多组别，如同种药物不同剂量（等比）、同种中药不同提取物，前者比较可反映药物作用的量效关系及特点，后者比较可了解中药不同提取物的作用差异。

（3）**重复**　重复包括两方面的内容：良好的重现性和足够的重复数。重现性是指实验结果的重复稳定性，即在同等实验条件下能重复出相同的实验结果。重复数是指样本要达到一定的实验例数或实验次数，抽样的个数才能反映整体。足够的重复数才会取得较高的重现性，为了得到统计学所要求的重现性，必须选择相应的适当的重复数。

3. 中药药理研究的一些特殊方法　中药单味药或复方所含的化学成分较为复杂，而且中药药理作用的研究不能脱离中医药理论的指导，因此中药药理研究方法有其特殊性。

（1）**中药活性物质和药理活性的筛选方法**　分为广筛法和定向筛选法。广筛法是设定明确的实验指标，从大量的药物、有效部位或单体中筛选出具有某种特殊作用的药物。定向筛选法则是根据中药及其复方的功效主治设计药理实验，验证药效并探讨机制。

（2）**中药血清药理学方法**　将中药或中药复方于动物灌胃一定时间后采集动物血液、分离血清，再用含药血清进行体外实验，称为中药血清药理学方法。此法可防止中药粗制剂本身的理化性质对实验的干扰，可代表药物在体内产生作用的真正有效成分。

（3）**病证结合动物模型方法**　中药有其特殊的功效主治，因此需建立与临床一致的动物病理模型进行药理实验。病证结合动物模型是指在中医药理论指导下，采用生物学等方法复制出相应中医证候。如将家兔禁水禁食18小时后，以速尿二度利尿脱水，造成"阴津亏虚"状态，再注射大肠杆菌内毒素以致"热盛"，从而制备出温病"阴虚热盛"模型。

4. 毒理研究　"安全、有效"是药物必须具备的两大要素。在证明中药新药有效的基础上，还需对其进行毒理学研究，检验中药及其制剂的安全性，阐明其毒性作用的部位和机制以及毒性损伤的程度，以便找出防治毒性损伤的办法和措施，保证人类安全用药。

【目的要求】
1. 掌握动物内毒素发热模型的制备方法。
2. 比较不同工艺中药提取物对发热模型动物体温的影响。

【仪器试剂】电子秤、计时器、肛温计、恒温水浴、注射器（2 mL、5 mL、10 mL）、木质兔笼、酒精棉球、凡士林。

【实验材料】
1. 动物　新西兰家兔，雄性，普通级，体重2.0 ± 0.2 kg。
2. 药品　葛根水提液（含葛根生药2.5 g/ mL）、葛根树脂提取液（含葛根生药2.5 g/mL），安乃近注射液（31.25 mg/mL），生理盐水，内毒素溶液（250 ng/mL），凡士林。

【实验方法】
1. 实验分组　取家兔24只，称重、编号，按随机数字表法完全随机分组，共分4组，每组6只。实验组别：阴性对照组，阳性对照组，葛根水提组，葛根树脂组。

2. 测基础体温　固定家兔，待家兔安静30分钟后，将家兔臀部抬高，将头端涂有少许凡士林的肛温表（事先将水银柱甩到35℃以下）插入家兔肛门，深度约4 cm并保持3分钟，之后取出，读表，记录体温。每30分钟测定一次，共测定3次，取平均值即为基础体温，将所测体温记录于表3-9。基础体温为38.5～39.5℃者作为筛选合格动物；否则弃用，必要时另筛选补充。

3. 制备发热模型 各组家兔缓慢耳缘静脉注射内毒素溶液（250 ng/mL；注射前于38℃水中温浴）1 mL/kg。

4. 造模后给药 30分钟后各组分别后肢深部肌注给药2.5 mL/kg。阴性对照组：生理盐水；阳性对照组：安乃近注射液；葛根水提组：葛根水提液；葛根树脂：葛根树脂提取液。

5. 测体温 造模后每过30分钟，每只家兔各测肛温一次，至少测6次，记录数据至表3-10。

6. 观察症状变化 造模后对比观察家兔有无耸毛、发抖、蜷缩、心率加快、胸腹灼热、眼结膜充血明显等异常反应。

7. 统计方法 使用统计软件（如SPSS软件）处理实验数据，采用重复测量的方差分析方法。

【实验结果及分析】

1. 原始体温记录

表3-9 原始数据记录表（基础体温测定表）

组别	编号	体重（kg）	基础体温（℃）						平均值（℃）
			时间1	体温1	时间2	体温2	时间3	体温3	

2. 体温变化情况 不同工艺草根提取物对内毒素所致发热家兔体温的影响见表3-10。

表3-10 不同工艺葛根提取物对内毒素所致发热家兔体温的影响（$n=6$；$\bar{x} \pm s$）

组别	药物	剂量（g/kg）	基础体温（℃）	温差（℃）					
				30分钟	60分钟	90分钟	120分钟	150分钟	180分钟
阴性对照组									
阳性对照组									
葛根水提组									
葛根树脂组									

注：温差＝造模后体温–基础体温

3. 结果分析 根据家兔的肛温变化，分别绘制出以下退热曲线：

（1）时间–体温曲线 X轴为时间（以造模为起点，30分钟为间隔）；Y轴为相应时间点的所测体温（图3-9）。

（2）时间－温差曲线　X轴为时间（以造模为起点，30分钟为间隔）；Y轴为相应时间点的所得温差（图3-10）。

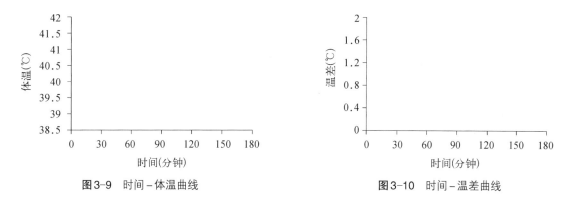

图3-9　时间－体温曲线　　　　　　　　图3-10　时间－温差曲线

【教学方式】教师讲授和演示及学生操作。

【注意事项】

1. 以上是规范设计与操作，实际操作应根据学生分组或实验组别增减而调整。

2. 若每批次实验学生分为5组；且实验组别按原设计为4组，则每批次可提供家兔15只，其中阴性对照3只，其余组别各4只，随机分配至实验小组和实验组别。

3. 基础体温按家兔平静30分钟后，以间隔10分钟的两次肛温测定结果取均值。

4. 葛根水提液和葛根树脂提取液为各实验小组前期提取处理后能适用肌注的混合液。

【思考题】

1. 关于中药退热作用的研究，是否有其他简便灵敏的实验方法？

2. 如何设计合适的实验研究中药不同提取物的药效？

【知识链接】

1. 李仪奎.中药药理实验方法学［M］.第2版.上海：上海科学技术出版社，2006.

　Ⅰ-4　中药新药的药理学研究

　Ⅰ-5　中药的血清药理实验方法

　Ⅱ-3　热毒证动物病理模型

2. 陈奇.中药药理研究方法学［M］.第3版.北京：人民卫生出版社，2011.

　第1篇　第3章　中药药理研究的基本知识

　第3篇　中医证候模型中药药理研究方法

3. 魏伟.药理实验方法学［M］.第4版.北京：人民卫生出版社，2010.

　第三章　药理实验设计

　第二十二章　抗炎、解热、镇痛药物的实验方法

Exp.4   Pharmacodynamics Research of Natural Medicines

4.1   Basic knowledge

Traditional Chinese medicine (TCM) is the important part of natural medicines. The chapter focuses on the pharmacodynamics research of natural medicines.

The pharmacodynamics research of Chinese Materia Medica should follow the TCM theories and adopt modern scientific methods to design experiments with TCM characteristics. The design of pharmacodynamics research of Chinese Materia Medica should consider its function, efficacy, formulation, administration and clinical uses by referring to the relevant documents. Chinese compound formula, fraction, single herb and its extract, and single compound isolated from Chinese Materia Medica may be the research subject. The animal model and the experimental method   selected or established should conform or be similar to the "syndrome" or "disease" required by "The Pharmacodynamics Research Guidelines of New Drugs of Chinese Materia Medica" . The experimental design should strictly follow the three elements and the three principles, and use correct statistical methods to evaluate the results. On that basis accurate and reliable conclusions can be drawn.

4.1.1   Three elements of experimental design

The three elements of experimental design are studying factor, experimental subject and experimental effect.

4.1.1.1   Studying factor   Studying factor is the factor that the researchers want to observe according to the aims of the experiment. The studying factor causes a direct or indirect effect on the experimental subject. It is also known as the experimental factor. Meanwhile, some other factors affecting the experimental result are called non-studying factors, which are also known as interference factors. The experiment designer should know clearly the studying factor and its level number in advance. For example, if a drug is the only studying factor when we study antihypertensive drugs, the level number will be the different kinds or dosages of the drug. Some non-studying factors such as ages and seasons will also affect the result. Therefore, according to the professional knowledge and experimental conditions, it is important to identify as far as possible the non-studying factors, which should be effectively under the control.The best way to avoid the over-complicated experimental design is to select the studying factors and determine levels to be taken by conducting some pre-tests.

4.1.1.2   Experimental Subject   Different experiments need to select different sensitive animals whose anatomy, physiology, behavior and reactivity are similar to human beings. Any new drug should be verified on the whole animal model before being used in the clinic. The total number of subjects required in the experimental design is called the sample content. Appropriate sample content is estimated according to the specific design type. Too big or too small a sample content will be disadvantageous.

4.1.1.3 Experimental Effect The experimental effect reflects the strength of the studying factor and it is expressed by the experimental index. So some objective indicators of high sensitivity, strong specificity, accuracy and reliability should be chosen. To some semi-objective or subjective indices, the strict standard of measurement should be made in advance so that the experimental result would be accurately analyzed and its credibility would be improved.

4.1.2 Three fundamental principles of experimental design

Three fundamental principles of experimental design are randomization, control and repetition.

4.1.2.1 Randomization Randomization means that each experiment object is at a fair chance of getting a different treatment (dosing, analysis, grouping, sampling, *etc*). Random number table sampling and random arrange table sampling can be used. Randomization can reduce disturbances originated from subjective factors, reduce or prevent deflective error. Subject sampling, grouping and implementation of the experiment should always follow the principle of randomization.

4.1.2.2 Control Control is the fundamental of comparison. Control is set up to eliminate the influence of non-studying factor, so that the effect of studying factor would be obvious. There are at least three different types of control groups: negative control group, positive control group and experiment group. Comparison against a control group should adhere to the principle of "uniform and comparable". Apart from the studying factor, the conditions of the control group (especially those non-studying factors affecting the result of the experiment) should be the same as those of the comparison group, in order to be comparable.

In a pharmacological experiment, the negative control group refers to a control group which does not hold the studying factor (drug administration) and gives a negative result. Positive control group is a control group which receives a well-recognized medicinal treatment and gives positive results. The experiment group is a group used to confirm the therapeutic effect of a drug compared with a negative control group. Researchers can establish more than one experiment group. such as groups in different doses with geometric arrangement of the same medicine or groups with various active components from the same Chinese Materia Medica. Different doses are established to determine a dose-response relationship. Various active components are compared together to observe the difference of their effects.

4.1.2.3 Repetition Repetition covers two aspects, that is repeatability and repetition number. Repeatability means the repetition stability of the results in the same experimental condition. The repetition number means that the number of samples or times of experiments can reflect the overall only by achieving the minimal number acquired. Considerable repeatability results in sufficient repetition number. In order to achieve considerable repeatability for statistical purposes, it is important to choose relevant and adequate repetition number.

4.1.3   Some special methods in Chinese pharmacological research

The chemical composition of a single herb or a compound formula is complex. Besides, Chinese pharmacological research can not be performed without the guide of TCM theory. Therefore the method of Chinese pharmacological research has its particularity.

4.1.3.1   The screening method of active substances of Chinese Materia Medica and pharmacological activities   It is divided into extensive screening method and directional screening method. The extensive screening method is to screen out drugs which have some special functions from a large number of drugs, and effective components or monomers by setting the definite index. The directional screening method is to design a pharmacological experiment based on the effect of Chinese Material Medica and its compound formula for the efficacy verification and mechanism exploration.

4.1.3.2   Serum pharmacological method of Chinese Materia Medica   Animal blood is collected after a period of time since Chinese Materia Medica or its compound formula is given by gavage. The serum separated from blood is used in an *in-vitro* experiment. The method could prevent the interference of crude extracts of Chinese Materia Medica to the experiment. Therefore, it represents the true *in-vivo* effective components of the drug.

4.1.3.3   Disease-syndrome-combined animal model method   Chinese Materia Medica has its special function and efficacy. Therefore the animal model should be established in accordance with the disease and syndrome in the clinic. The animal model of a disease and syndrome refers to using biological methods to create the corresponding syndrome of TCM under the guidance of TCM theory. For instance, after rabbits have fasted for 18 hours, furosemide is used to increase the severity of diuresis and dehydration, which will result in "Yin deficiency and liquid depletion" state. Then E. coli endotoxin injected will cause "exuberant heat", thus the model of "Yin deficiency with exuberant heat" is prepared.

4.1.4   Toxicological studies

"Safety and efficiency" are two major elements of new drugs. Hence, on the basis that the new Chinese Materia Medica is proven to be effective, it is also necessary to undertake toxicological studies, which can detect the toxicity of Chinese Materia Medica and its preparation, clarify the location and mechanism that the toxicity acts on, and indicate the damage extent of the toxicity, so as to help people find out the measures to prevent and control the toxic injury, to ensure the safe use of drugs in humans.

4.2   Objectives

4.2.1   To master the establishment of endotoxin-induced rabbit fever model.

4.2.2   To investigate the antipyretic effects of different extracts from Chinese medicine on endotoxin-induced fever in rabbits.

4.3　Instrument and Reagents

Electronic scales, timers, rectal thermometers, syringes (2 mL, 5 mL, 10 mL), wooden rabbit hutches, alcohol cotton ball, *etc*.

4.4　Materials

4.4.1　Animals

Male New Zealand Rabbits, general level, weight 2.0 ± 0.2 kg.

4.4.2　Drugs

Water extract from Pueraria Lobatae Radix (Contains 2.5 g/mL crude drug of Pueraria Lobatae Radix), Resin extract from Pueraria Lobatae Radix (Contains 2.5 g/mL crude drug of Pueraria Lobatae Radix), Analgin injection (31.25 mg/mL), Normal saline (NS), Endotoxin solution (250 ng/mL), Vaseline.

4.5　Procedure

4.5.1　Groups

24 male New Zealand Rabbits are randomly divided into four groups: Negative control group, Positive control group, Water extract group and Resin extract group.

4.5.2　Measurement of Basal Body Temperature (BBT)

Fix the rabbit and keep it calm, elevate its hip 30 minutes later, insert the rectal thermometer coated with vaseline into its anus about 4 cm and maintain for 3 minutes (keep the mercury column below 35℃ ahead), then read and record the temperature. Measure the temperature three times every 10 minutes. The average temperature is calculated as the BBT value and recorded in table 3−9.

4.5.3　Duplication of endotoxin-induced fever model

Every rabbit is slowly injected in the ear vein with endotoxin solution of 1.0 mL/kg body weight (250 ng/mL, bathed in 38℃ warm water before injection).

4.5.4　Drug administration

After treatment with endotoxin for 30 minutes, the rabbits of each group were given an intramuscular injection with the drug dosage of 2.5 mL/kg body weight. Negative control group: NS; Positive control group: Analgin injection; Pueraria Lobatae Radix water extract group: Pueraria Lobatae Radix water extracts; Pueraria Lobatae Radix resin extract group: Pueraria Lobatae Radix resin extracts.

4.5.5 Measurement of rectal temperature

The rectal temperature is measured every 30 minutes for six time periods (30, 60, 90, 120, 150, 180 minute point) and the data are recorded.

4.5.6 Observation of symptom

After administration, the symptoms of rabbits are observed, such as hair shrugging, trembling, crouching, increase in heart rate, abdomen-thorax scorching or conjunctive congestion.

4.5.7 Statistical analysis

Results are expressed as mean ± S.E.M. and all the data are analyzed by statistical software (such as SPSS). MANOVA of repeated measuring is used for the temperature variations.

4.6 Results and Discussion

4.6.1 Original record

Tab. 3-9　The original data record（BBT）

Group	No.	Weight (kg)	BBT (℃)						Average (℃)
			Time 1	BBT1	Time 2	BBT2	Time 3	BBT3	

4.6.2 Temperature variation　See the table 3-10 below.

Tab. 3-10　Antipyretic effects of different *PLR* extract on endotoxin-induced fever in rabbits model（$n=6$；$\bar{x} \pm s$）

Group	Drug dosage (g/kg)	BBT (℃)	Temperature variation (℃)					
			30 min	60 min	90 min	120 min	150 min	180 min
Negative control group								
Positive control group								
Water extract group								
Resin extract group								

Temperature variation =Temperature of each point-BBT

4.6.3　Data analysis

According to the changes of rectal temperature, draw the antipyretic curves of each group.

4.6.3.1　Time-Temperature Curve　The X axis is the time (Endotoxin injection as the starting point, 30 minutes interval), the Y axis is the rectal temperature on the corresponding time point.(Figure.3−9)

4.6.3.2　Time-Temperature variation Curve　The X axis is the time (Endotoxin injection as the starting point, 30 minutes interval), the Y axis is the temperature variation on the corresponding time point.(Figure. 3−10)

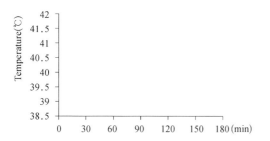

Figure. 3−9　Time−Temperature Curve

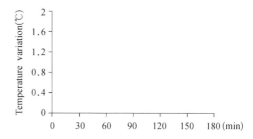

Figure. 3−10　Time−Temperature variation Curve

4.7　Teaching Method

Teachers: Lectures and demonstration

Students: Hands-on practice and operation

4.8　Note

Above is the specific design and operation. The actual operation should be adjusted to the division of student groups or experimental groups.

In each round, students are divided into five experimental groups. Animals are randomly divided into four groups. In each stage, there are 15 rabbits, including 3 rabbits in the negative control group, 4 rabbits in the other groups, randomly divided into experimental groups.

The basal body temperatures of rabbits are the average of two measurements in 10 minutes intervals after keeping the rabbits calm for 30 min.

The water extract from *PLR* and the resin extract from *PLR* are the mixture, which were extracted from the previous experiments and processed so as to be eligible for intramuscular injection.

4.9　Questions

4.9.1　Are there any other simple and sensitive experiments for the research on the antipyretic effects of Chinese Materia Medica?

4.9.2　How would you design proper experiments to explore the effects of different extracts from Chinese Materia Medica?

4.10　Relevant Knowledge

4.10.1　Li, Yikui. *Pharmacological Experimental Methodology of Chinese Materia Medica* (2nd Edition) Shanghai: Shanghai Press of Science & Technology, 2006

Ⅰ-4　Pharmacological research of Chinese materia medica

Ⅰ-5　Serum pharmacological method of Chinese materia medica

Ⅱ-3　The animal model of heat toxin syndrome

4.10.2　Chen, Qi. *Pharmacological Research Methodology of Chinese Materia Medica* (3rd Edition) Beijing: People's Medical Publishing House, 2011

Chapter 3, Section 1 The basic pharmacological knowledge of Chinese material medica research

Section 3　The method of pharmacological research on TCM syndrome model

4.10.3　Wei Wei. *Experimental Methodology of Pharmacology* (4th Edition) Beijing: People's Medical Publishing House, 2010

Chapter 3　The design of pharmacological experiment

Chapter 22　The experimental methods of anti-inflammatory, antipyretic and analgesic drugs

Glossary

1. endotoxin　内毒素
2. antipyretic　退热的, 退烧的
3. Analgin　安乃近 (一种解热镇痛抗炎药)
4. Vaseline　凡士林
5. Basal Body Temperature (BBT)　基础体温
6. rectal　直肠的
7. anus　肛门
8. intramuscular　肌肉的, 肌肉内的
9. duplication　复制
10. symptom　症状, 征兆
11. shrug　耸肩
12. crouch　屈膝, 蜷伏
13. scorch　灼热
14. conjunctive　结膜的
15. congestion　充血
16. multivariate analysis of variance (MANOVA)　多因素方差分析
17. least significant difference (LSD)　最小显著差法
18. pairwise　成对, 配对

实验五　滴丸的制备研究

【基本知识】

1. 滴丸　滴丸,系指饮片经适宜的方法提取、纯化后与适宜的基质加热熔融混匀,滴入不相混溶的冷凝介质中制成的球形或类球形制剂。该剂型的主要特点包括:① 生产设备简单,操作容易,生产车间无粉尘,有利于劳动保护。② 工艺条件易控制,质量稳定,剂量准确,可提高药物稳定性。③ 起效迅速,生物利用度高。④ 由于其载药量小,相应含药量低,服药剂量大。⑤ 液体药物可制成固体滴丸,便于服用和运输。⑥ 可制成内服、外用、速释、缓释、控释或局部治疗等多种类型的滴丸剂。

2. 滴丸的制备过程　滴丸制备的主要过程:将主药溶解、混悬在已选择好的加热熔融的基质中,保持恒定的温度(80～100℃),经过一定大小管径的滴头,等速滴入冷却液中,凝固形成的丸粒徐徐沉于器底,或浮于冷却液的表面,取出,洗去冷却液,干燥,即成。

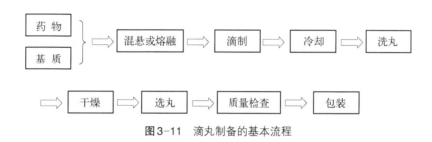

图3-11　滴丸制备的基本流程

【目的要求】

1. 掌握制备滴丸的基本工艺过程。
2. 熟悉滴丸制备过程中的工艺影响因素。
3. 了解滴丸机的基本组成及其相应功能。

【仪器试剂】滴丸试验机、紫外分光光度计、电子天平、崩解仪、恒温水浴锅。

【实验材料】葛根总黄酮提取物,葛根素对照品(纯度≥98%);PEG4000,二甲基硅油,30%乙醇。

【实验内容】

1. 滴丸的制备

（1）葛根总黄酮提取物与PEG4000熔融液的制备　取葛根总黄酮提取物适量,加入适量无水乙醇,充分溶解后,加入PEG4000熔融液(药物∶基质=1∶5)中,搅拌混合均匀,直至乙醇挥发尽为止,继续静置于80℃水浴中保温30分钟,待气泡除尽,备用。

（2）滴丸机的参数设定　打开滴丸机油箱,加入二甲基硅油;打开压缩空气开关;打开滴丸机总电源,并设置相关参数:油浴温度80℃;药液温度80℃,管口温度50℃,制冷温度10℃。

（3）滴丸的制备　将上述除尽气泡的葛根总黄酮-PEG4000混匀熔融液转入滴丸机的

贮液筒内,在保温70~80℃的条件下,控制滴速20滴/分钟,滴距约为6 cm,开始滴制;在滴丸机出料口收集滴丸,沥净,并用滤纸除去丸上的冷凝液,干燥,即得。

2. 滴丸的质量评价

(1)外观检查　应呈球状,大小均匀,色泽一致,无粘连现象。

(2)重量差异的测定　取供试品20丸,精密称定总重量,求得平均丸重后,再分别精密称定每丸的重量,每丸重量与平均丸重相比较。结果应符合相关规定(表3-11)。

表3-11　重量差异限度规定

平均丸重	重量差异限度
0.03 g及0.03 g以下	±15%
0.03 g以上至0.1 g	±12%
0.1 g以上至0.3 g	±10%
0.3 g以上	±7.5%

(3)溶散时限检查　按照2015年版《中华人民共和国药典》四部通则0921"崩解时限检查法"项下之规定。

使用崩解仪,不锈钢丝网的筛孔内径为0.42 mm。取供试品6粒,按"崩解时限检查法"不加挡板进行检查,应在30分钟内全部溶散。如有1粒不能完全溶散,应另取6粒复试,均应符合规定。

(4)滴丸中总黄酮的含量测定　供试品溶液的制备:取滴丸20丸,研细,取粉末适量,精密称定,置于100 mL具塞三角烧瓶中,精密加入30%乙醇50 mL,密塞,称重。超声处理20分钟,放冷,再称定重量,用30%乙醇补足减失的重量,摇匀,滤过,取续滤液作为供试品溶液。

对照品溶液的制备:取葛根素对照品适量,精密称定,置于10 mL容量瓶中,以30%乙醇溶解,并定容至刻度线,配制得葛根素对照品溶液。

测定法:采用紫外分光光度法,于$\lambda=250$ nm处分别测定对照品溶液和供试品溶液的吸光度A,并用外标法计算样品中总黄酮的含量(%)。

【实验结果及分析】

1. 描述制成的滴丸的外观情况。

2. 记录每丸的重量,计算平均丸重,并计算重量差异(表3-12)。

表3-12　重量差异测定结果

No.	丸重(g)	重量差异(%)	No.	丸重(g)	重量差异(%)
1			5		
2			6		
3			7		
4			8		

No.	丸重（g）	重量差异（%）	No.	丸重（g）	重量差异（%）
9			15		
10			16		
11			17		
12			18		
13			19		
14			20		

20丸总重（g）：_____，即得平均丸重：_____（g/丸）。

3. 记录制成滴丸的溶散时限（表3-13）。

表3-13 滴丸的溶散时限测定结果

No.	溶散时限（min）
1	
2	
3	
4	
5	
6	

4. 记录紫外分光光度法测定制成的滴丸中葛根总黄酮的含量（表3-14）。

表3-14 滴丸中总黄酮的含量测定结果

No.	总黄酮含量（%）
1	
2	
3	
平均值	
RSD（%）	

【教学方式】教师讲授和演示、多媒体课件和学生操作。

【注意事项】

1. 在熔融药液和基质时应混匀，且将熔融液内的气泡除尽，才可使滴丸呈高度分散且表面光滑。

2. 保温油浴可控制贮液筒内熔融液的黏度，应以顺利滴出为度，滴速可用阀门控制。

3. 冷凝液的高度、滴距以及冷凝液的温度，均可影响滴丸的外形、粘连程度以及拖尾等，应以圆整为度。

4. 制备滴丸时,药液温度应不低于80℃,否则在滴口易凝固而不易滴下。

【思考题】

1. 制备滴丸时,应考虑的关键工艺参数有哪些?

2. 影响滴丸成型、形状与重量的因素有哪些? 在实际操作中应如何控制?

3. 在滴丸剂的质量评价中,主要包括哪些项目?

【知识链接】滴丸剂的一般质量评价项目,参考2015年版《中华人民共和国药典》附录 Ⅰ K项下相关内容。

Exp.5　Preparation of Dripping Pills

5.1　Basic knowledge

5.1.1　Brief introduction of dripping pills

Dripping pills are prepared by putting the melted mixture of the purified and concentrated extract of crude drugs and appropriate bases into an immiscible cooling liquid and let it congeal to a spherical or sphere-like form. The main characteristics of dripping pills are simple production equipment and easy operation, it is produced by uncomplicated equipment and operation within a dust-free production workshop favorable for labor protection, easy control of process conditions with constant quality, accurate dosage and increased stability, quick action, high biological availability, relatively large dosage due to its low loading capacity, solidification of liquid medicine into solid dripping pills, which is convenient to administration and transportation, and formation of multitypes of dripping pills for oral administration or externally application, with sustained or controlled release, or just for local application.

5.1.2　Preparation process of dripping pills

The main process for preparing dripping pills is as follows. Take the main drug, which is dissolved or suspended fully, into a heat melting base. Maintain the mixture at a constant temperature of 80−100 ℃ , drip it to the cooling media constantly by a circular dripper. After the solidified pellets slowly sink to the bottom or float to the surface of the coolants, collect the pellets and then wash and dry them. The manufacture of dripping pills is then accomplished. (Figure.3−11)

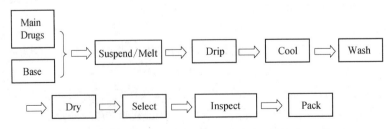

Figure. 3−11　Basic process for preparing dripping pills

5.2 Objectives

5.2.1 To master the basic preparation procedures of dripping pills.

5.2.2 To be acquainted with the influential factors in the preparation of dripping pills.

5.2.3 To understand the basic components and corresponding functions of dripping pill machines.

5.3 Instrument and Reagents

Dripping pill machine; UV spectrophotometer; electronic balance; disintegration tester; constant temperature water bath.

5.4 Materials

Total flavonoids extract of Puerariae Lobatae Radix; puerarin (purity $\geqslant 98\%$); PEG-4000; dimethyl silicone oil; 30 % ethanol.

5.5 Procedure

5.5.1 Preparation

5.5.1.1 Preparation of melting liquid of extracts and PEG-4000 Add total flavonoids extracts of Puerariae Lobatae Radix into little absolute ethyl alcohol. After the extracts are fully dissolved, add the solution into melted PEG4000 (drug : base =1 : 5 v/v), and mix evenly, until the ethanol is volatilized. Preserve it in a 80℃ water bath to remove bubbles.

5.5.1.2 Parameters set for the dripping pill machine Open the tank and add dimethyl silicone oil into it. Open the compressed air switch and general power switch. Set the relevant parameters as oil bath temperature of 80℃, liquid temperature of 80℃, tube temperature of 50℃ and cooling temperature of 10℃.

5.5.1.3 Preparation of dripping pills Pour the melting liquid into the receiver of the dripping pill machine. Drop the pellets with the dripping speed of 20 drops /min and the dripping distance of 6 cm in the temperature of 70−80℃. Collect the dripping pills at the outlet port, wash it to remove the coolant and then dry.

5.5.2 Quality evaluation

5.5.2.1 Appearance description The dripping pills should be spherical or spherical-like, with uniform size, and color and no adherence.

5.5.2.2 Weight variation Weigh accurately the total weight of 20 dripping pills, and calculate their average weight. Next weigh accurately each of the 20 dripping pills. Compare the weight of each pill with the average weight. According to the requirements stated in Tab. 3−11, not more than 2 pills deviate outside the limit of weight variation, none should deviate outside 1 fold of the limit.

Tab. 3-11　Requirments of limit of weight variation

Average weight	Limit of weight variation
0.03 g or less	± 15%
more than 0.03 g to 0.1 g	± 12%
more than 0.1 g to 0.3 g	± 10%
more than 0.3 g	± 7.5%

5.5.2.3　Disintegration test　Carry out the test as described under Disintegration test (General Requirements 0921, Volume IV, *Chinese Pharmacopeia* 2015 version.). Use a stainless-steel wire gauze with apertures of 0.425 mm in internal diameter. Carry out the test as described above using 6 dripping pills. All the dripping pills should disperse completely within 30 minutes. If 1 of the dripping pills fails to disperse completely, repeat the operation with another 6 dripping pills.

5.5.2.4　Determination of the content of total flavonoids in dripping pills　Preparation of sample solution: Take 20 pills and ground them down. Take the powders of proper amount, and accurately weigh them. Place them into a 100 mL triangular flask with a plug and add 50 mL of 30% ethanol precisely, seal and weigh it. Ultrasonicate for 20min, cool and weigh it again. Complement the loss in weight with 30% ethanol, shake well and then filter off.

Preparation of reference solution: Weigh 10 mg of control sample of puerarin into a volumetric flask of 10 mL, and add some 30% ethanol to prepare the stock solution. Dilute it with proper multiples.

Method: With UV-spectrophotometry, determinate the absorbance (A) of the reference solution and the sample solution. Calculate the content (%) of the total flavonoids in the samples with the external standard method.

5.6　Results and Discussion

5.6.1　Describe the appearance of the made dripping pills constructed.

5.6.2　Record the weight of every dripping pill, and calculate the average weight and weight variation (Tab. 3-12).

Tab. 3-12　Results of weight variation

No.	Weight (g)	Weight variation (%)	No.	Weight (g)	Weight variation (%)
1			5		
2			6		
3			7		
4			8		

(continued)

No.	Weight (g)	Weight variation (%)	No.	Weight (g)	Weight variation (%)
9			15		
10			16		
11			17		
12			18		
13			19		
14			20		

Total weight（g）: _____ , Average weight：_____（g/pill）.

5.6.3 Record the disintegration time of the dripping pills (Tab. 3–13).

Tab. 3–13　Results of disintegration time

No.	Disintegration time (min)
1	
2	
3	
4	
5	
6	

5.6.4 Determine the content of total flavonoids in the dripping pills with UV-spectro-photometry (Tab. 3–14).

Tab. 3–14　Results of content determination

No.	Total flavonoids (%)
1	
2	
3	
Average	
RSD（%）	

5.7 Teaching Method

Teachers: Lectures and demonstration.

Students: Hands-on practice and operation.

5.8 Note

5.8.1   When the molten drug liquid and base are mixed evenly with no bubble inside, the dripping pills are highly dispersed with a smooth surface.

5.8.2   Heated oil bath is used to control the viscosity of the molten liquid, which should be dripped successfully. The dripping speed can be controlled by a valve.

5.8.3   The dripping distance, the height and temperature of the coolant are the main influential factors that can affect the appearance, adhesion degrees and tailing of pills, which should be set according to the degree of roundness.

5.8.4   In the preparation of dripping pills, the liquid temperature should be no less than 80℃, otherwise the drop will solidify too early to drip in the outlet port.

5.9 Questions

5.9.1   In the preparation of dripping pills, what are the key process parameters to be considered?

5.9.2   What are the influential factors for the formation, shape and weight of dripping pills? How would you control them in an experimental operation?

5.9.3   What are the main requirements in the quality evaluation of dripping pills?

5.10 Relevant Knowledge

For the general requirements for quality evaluation of dripping pills, please refer to General Requirements 0108, Volume IV, 2015 edition of the *Chinese Pharmacopoeia*.

Glossary

滴丸	dripping pill	总黄酮	total flavonoids
重量差异	weight variation	质量评价	quality evaluation
溶散时限	disintegration time		

实验六　片剂和滴丸的溶出度比较

【基本知识】

1. 成型技术　任何药物在供临床使用之前,都必须根据药物的性质、用药目的和给药途径,加工制成适宜的应用形式。剂型作为药物应用的形式,可以保证药物的有效性,提高药物稳定性,降低药物毒、副作用,掩盖、改善药物不良嗅味,方便药物应用,发挥药物最大作用。药物剂型选择原则为:剂型应适应药物的性质,满足临床用药要求,结合生产等因素进行全面考虑。

2. 溶出度测定方法 溶出度是指药物从片剂、胶囊剂或颗粒剂等制剂在规定条件下溶出的速率和程度。对于难溶性药物,其吸收是溶出速度限制过程,溶解速度快慢将直接影响到药物的生物利用度。

【目的要求】

1. 掌握溶出度的测定方法。

2. 通过愈风宁心片、滴丸的溶出度比较,充分理解剂型是影响疗效发挥的一个重要因素。

【仪器试剂】药物溶出度仪、紫外可见分光光度计、蒸馏水、30%乙醇。

【实验材料】愈风宁心片,愈风宁心滴丸,葛根素对照品(纯度≥98%)。

【实验内容】

1. 用1000 mL量筒量取900 mL溶出介质,倒入溶出杯中,调节温度(37±0.5)℃后加热。

2. 每组分别取3片愈风宁心片或3粒愈风宁心滴丸,分别投入3个干燥的转篮内,调节转速(100±1)r/min。

3. 待温度达到设定温度后,按下转速开关和升降按钮,将转篮降入溶出杯中,自药品接触溶出介质起,开始计时。

4. 至规定取样时间,取样(5 mL/次),滤过(微孔滤膜),测定制剂中葛根总黄酮的含量(外标两点法)。

【实验结果及分析】记录实验数据,绘制溶出曲线,标出T_{50}、T_d(表3-15、表3-16)。

表3-15 愈风宁心片的溶出变化

取样时间(分钟)	5	10	15	30	45	60	90	120	180
稀释倍数(倍)									
吸光度 A									
浓度(mg/mL)									
累积释放率(溶出率%)									

表3-16 愈风宁心滴丸的溶出变化

取样时间(分钟)	5	10	15	30	45	60	90	120	180
稀释倍数(倍)									
吸光度 A									
浓度(mg/mL)									
累积释放率(溶出率%)									

累积释放率(%)= 某时间点释放量(mg)/ 药物总量(mg)×100%

【教学方式】教师讲授和演示及学生操作。

【注意事项】

1. 溶出介质倒入溶出杯后不能直接将转篮置于其中,应先预热至设定温度。

2. 取样位置应在转篮顶端至液面的中点,距离溶出杯壁10 mm处。

3. 取样误差应控制在 ±1% 之内。

4. 多次取样时,若取液总体积超过溶出介质的1%时,应及时补充溶出介质。

5. 样品取样滤过的操作过程应在30秒内完成。

6. 过滤时,应弃去初滤液,取续滤液测定含量。

【思考题】

1. 欲将一个有效方剂制成成方制剂,应如何选择适宜的剂型?

2. 在溶出度实验中,需要考虑哪些影响因素?

【知识链接】2015年版《中华人民共和国药典》四部通则0931 "溶出度与释放度检查法" 项下相关内容。

Exp.6   Comparative Study on the Dissolution of Tablets and Dripping Pills

6.1   Basic knowledge

6.1.1   Formulation Technology

Before the clinical use, any medicine should be made in a proper application form on the basis of its properties, medication purpose and administration route, in order to ensure the effectiveness of drugs, to enhance the stability of drugs, to reduce the toxicity or side-effects of drugs, to improve the smell or flavor of drugs and to facilitate the application of drugs. The proper dosage form should adapt to the properties of drugs, meet the clinical needs and prepared with comprehensive considerations on manufacturing and other factors.

6.1.2   Determination methods in dissolution test

Dissolution refers to the dissolution rate and extent of the drugs under specified conditions from solid preparations, such as tablets, capsule or particles. For the poorly soluble drug, the dissolution rate is the limiting process before its absorption. Therefore, the speed of dissolution directly affect the bioavailability of the drug.

6.2   Objectives

6.2.1   To master the determination method in dissolution test.

6.2.2   To understand the importance of formulation on efficacy through the dissolution comparison of tablets and dripping pills.

6.3   Instrument and Reagents

Instruments: UV-7504 UV/VIS spectrophotometer, drug dissolution tester.

Reagents: Redistilled water, 30% ethanol.

6.4　Materials

Yufeng Ningxin Tablets; Yufeng Ningxin Dripping pills; Puerarin reference substance (purity ≥ 98%).

6.5　Procedure

6.5.1　Take 900 mL dissolution media by 1000 mL cylinder, pour it into the dissolution cup, and adjust the temperature to $37 \pm 0.5℃$.

6.5.2　Put the samples, respectively, into three dry rotating baskets. Adjust the rotating speed 100 ± 1 r/min.

6.5.3　After reaching the set temperature, press the speed switch and elevator buttons. When the baskets are sunk into the dissolution cups, and the samples touch the dissolution media, start timing.

6.5.4　At the required sampling time point, sample (5 mL/time), filter off (millipore) and determine the content of the total flavonoids in the samples (external reference method).

6.6　Results and Discussion

Draw the dissolution curves and estimate T_{50} and T_d. (Tab. 3-15 and Tab. 3-16)

Tab. 3-15　Dissolution Data of Yufeng Ningxin Tablets

Sampling Time point (min)	5	10	15	30	45	60	90	120	180
Dilution Times									
Absorbance (A)									
Concentration (mg/mL)									
Cumulative Release Rate (%)									

Tab. 3-16　Dissolution Data of Yufeng Ningxin Dripping Pills

Sampling Time point (min)	5	10	15	30	45	60	90	120	180
Dilution Times									
Absorbance (A)									
Concentration (mg/mL)									
Cumulative Release Rate (%)									

Cumulative Release Rate (%) = Release content at a certain time point (mg)/ Total content of the drug (mg) × 100%

6.7　Teaching Method

Teachers: Lectures and demonstration.

Students: Hands-on practice and operation.

6.8   Notes

6.8.1   Do not place the baskets directly into the dissolution media. Please wait until the system reaches the set temperature.

6.8.2   The sampling location is in the mid-point between the top of the basket and the solution surface, where there is about 10mm away from the cup wall.

6.8.3   The sampling volume error should be controlled within ± 1%.

6.8.4   In multiple sampling, if the total sampling volume is more than 1%, the dissolution media should be renewed in time.

6.8.5   The process of sampling and filtering should be finished within 30 seconds.

6.8.6   In filtering, the initial filtrate should be discarded. Take the continued filtrate as the sample to determine the concentration.

6.9   Questions

6.9.1   How would you choose the form of a drug in the preparation design of an effective prescription?

6.9.2   In the dissolution test, which operating factors should be considered？

6.10   Relevant Reference

For the dissolution evaluation, please refer to General Requirements 0931, Volume IV, 2015 edition of the *Chinese Pharmacopoeia*.

Glossary

1. tablet   片剂
2. dripping pill   滴丸
3. dissolution   溶出度
4. dissolution medium   溶出介质
5. cumulative release rate   累积释放率
6. bioavailability 生物利用度

实验七   拓 展 试 验

拓展试验是在完成了综合实验实训的前提下，并查阅了大量的与之相关的资料后，为开发学生的创新能力和各学科知识的综合运用能力而设计的后续实验，拓展实验应该是一个动态的自主设计实验。各学校可以根据不同的实际情况自行设计。本教材提供两方面的实验拓展思路。拓展试验作为本课程的一部分计入考核成绩。

拓展试验可以以葛根或粉葛为研究对象，假设有充足的科研经费和优良的实验条件，自主命题并设计出你感兴趣的药物研发或食品保健产品的研发路线和实验方案；也可以根据市场热点问题选择与本实验不相关的某一天然药物为研究对象，要求学生自主设计一可行性的研发路线和实验方案。

【目的要求】拓展学生的科研思维。

【教学内容】启发学生的想象力，鼓励学生在教学过程中自主设计出感兴趣的与该实验相关的新产品开发。

【教学方式】学生自主设计，教师辅导完成拓展论文的写作。

Exp. 7　Expanding Experiments

For expanding an experiment, a follow-up and important training for medical students should be dynamic and self-designed. It is aimed at improving the innovation ability and integrated applied ability of multiple discipline knowledge on the premise of finishing the integrated experiment and retrieving related literature. Different universities could have their own experimental design depending on their situation. The present textbook provides two thoughts of expanding an experiment. As a part of this course, expanding an experiment will be assessed and included in the final exam result.

1. Students can take "Ge gen" and "Fen ge" as a subject to design their interested research plan and technical scheme of corresponding drug candidates or dietary supplements on the premise of sufficient research funding and excellent experimental conditions.

2. Students can also select other natural medicines, according to the current hot topic in the pharmaceutical market, as a research subject to propose the theoretically feasible research plan and technical scheme.

7.1　Objectives

Expanding scientific thinking of students.

7.2　Teaching contents

Inspiring the imagination of students, encouraging the students to design interested and experiment-related product by themselves.

7.3　Teaching methods

Program design by students themselves, writing the article assisted with teachers.

下篇　知识链接篇
Part Two　Knowledge Links

第四章 中药及天然药物新药研究主要内容
Chapter 4 New Drug Development Process of Chinese Materia Medica and Natural Medicines

第一节 概述（Overview）

天然药物是指从植物、动物、微生物以及矿物等天然资源中开发出来的药物。天然药物中既有我国历代本草收载的中药（Chinese Materia Medica），也有我国本草未记载、主要由西医使用的天然药物，如洋地黄叶、麦角等。中药是指在中医学的理论指导下和临床经验应用基础上用于预防、治疗和保健的药物，包括中药材（Chinese medicinal materials）、饮片（prepared slices of Chinese crude drugs/decoction pieces）、提取物（extracts）和中成药（Chinese traditional patent medicines）等。民族药（ethnomedicines）是指中国各民族使用的天然药物。草药（herbal medicines）一般是指民间使用的天然药物。习惯上常将中药、民族药和草药统称为"中草药（Chinese herbal medicines）"。中草药在我国已有数千年的使用历史，积累了大量临床用药经验，而且资源非常丰富，现有的中草药种类已达一万二千多种，其中植物类药物达到一万一千多种。从中草药中研发新药已成为我国创新药物研究的主要途径之一。本章以中药为例介绍中药及天然药物研究的主要内容。

中药有3种方式入药。① 中药饮片。中药材是指未经加工或仅经过简单产地加工的中药原料药，亦称"药材"，通常分为植物、动物和矿物三大类。中药饮片是根据治疗疾病的要求，将药材经净制、切制或炮炙后的药材加工品，饮片可直接用于中医临床处方的调配，也可作为生产中药制剂生产的原料药（bulk drug substances）。中药饮片是我国中药产业的三大支柱之一，是中医临床辨证施治必需的传统入药方式，也是中成药的重要原料，目前已成为中医临床防病、治病的主要用药方式。临床上医生可以根据病情发展及个体差异辨证施治，故针对性强，灵活机动，效果较好，可是这种方式存在不易保存、质量难以保证、流通和使用不便等缺点。② 中药提取物。指采用现代科学技术，对传统中药材进行提取加工而得到的具有相对明确药效物质基础以及严格质量标准的一种中药产品，可作为中药制剂的原料药。当某一类活性成分的可测含量占总量的50%以上，则该提取物又称为有效部位提取物；当单一活性成分的含量占总量的90%以上，则该提取物又称为有效成分提取物。中药有效部位、有效成分提取物具有相对明确的物质基础、特定的药理活性和明确的质量标准等特点。③ 中成药是以饮片为原料，根据临床处方的要求，采用相应的制备工艺和加工方法，制备成的随时可以应用的剂型，如丸散膏丹。

新药研发的技术性和政策性很强，是关系到医药工业发展前途的产业。我国1985年颁布《新药审评办法》并开始实施新药审评制度，2008年7月发表的《中国的药品安全监管状况》白皮书指出，我国批准上市的中成药和天然药物已有9000多种，约计5.8万个批准文号，中药产业已初具规模。近年来，青蒿素获诺贝尔奖以及三氧化二砷治疗白血病等案例使中药新药和天然药物研发越来越受到世界的瞩目，中药正谋求以药品身份进入国际主流医药市场。

近些年中药产业已成为我国的重大战略产业之一。我国设立了中药现代化发展专项计划，增加对中药现代化科技、产业、人才培养等方面的投入，并在中药出口、种植、资源保护以及中药创新产品的审批等方面也给予优惠政策。2017年7月1日起正式施行的《中华人民共和国中医药法》，鼓励和支持中药新药的研制和生产。在良好的政策引导下，我国的天然药物，特别是中药的新药研发工作呈现出良好的发展前景。

1. 重视新药中医药特色适应证的选择　随着世界性人口谱、健康谱的变化，医学模式亦发生了变化，对中药新药研究开发也提出了新的要求。根据世界卫生组织（WHO）及国内有关疾病谱的报告，有关专家预测目前乃至今后一段时间内，脑功能改善药、抗艾滋病药、抗肝炎及其他抗病毒药、抗血栓药、抗肿瘤药、抗抑郁药等药物是新药研发的热点。国家"十二五"重大研究专项计划的创新药物研究开发项目重点支持针对恶性肿瘤、心脑血管疾病、神经退行性疾病、糖尿病、精神性疾病、自身免疫病、耐药性病原菌感染、肺结核、病毒感染性疾病，以及其他严重危害人民健康的多发病和常见病等10类（种）重大疾病新药研究。国家《"十三五"科技创新规划》进一步强调了围绕恶性肿瘤、心脑血管疾病等10类（种）重大疾病进行重大新药创制。

中药新药今后研究的方向主要集中在目前西药无法解决或解决不好的领域，这充分体现了中医药独特的存在价值。加强专科专病、疑难病的中药新药研制，加强古方、经方的系统深入研究，努力创新，以点带面，促进中药基础研究的深入发展，为发现中药新药的内在规律提供更开阔的研究思路。

2. 推进中药复方的研发　将复方研究放在主位，中药复方在中医整体观和辨证论治理论的指导下，用中药饮片配伍以防治疾病，是中医用药的精髓，且具备长期临床实践经验。充分利用这一优势，运用现代科学手段，深入开展中药复方的科学研究，推进中药复方新药的研发，彰显中医药特色。同时，重视对已上市中药复方大品种的二次开发。

《中华人民共和国中医药法》重视来源于古代经典名方的中药复方制剂的开发，保护传统中药加工技术和工艺，支持传统剂型中成药的生产，鼓励运用现代科学技术研究开发传统中成药。《"十三五"科技创新规划》也强调加强中医原创理论创新及中医药的现代传承研究，加快中医四诊客观化、中医药治未病、中药材生态种植、中药复方精准用药等关键技术突破，制定一批中医药防治重大疾病和疑难疾病的临床方案，开发一批中医药健康产品，提升中医药国际科技合作层次，加快中医药服务现代化和大健康产业发展。

3. 开发中药有效成分和有效部位　有效成分和有效部位是中药创新药物的来源，我国是世界上天然药物种类最丰富的国家之一。第三次全国中药资源普查表明，我国中药资源有12807种，有着巨大的开发潜力。以往的经验显示这方面的开发是大有可为的，如青蒿素的研究成功，康莱特的上市等。因此，应在中医药理论指导下，研究一些切实有效的单味药，开发从中药材（或天然药）中提取的有效成分、有效部位或提取物，并加强对药品安全性、有效性和质量可控制性的研究。

4. 加强新药研发的投入与规划 当今用于研究开发新药的投入越来越多，国家加大了新药研究基金资助的力度，新药创制已被列为16个国家中长期重大科技专项之一。但更重要的是各制药企业需提高对新药研究和开发的投入，做好长远规划及短期安排，分清轻重缓急，有序投资；必须提高新药基础研究的投入，具备风险意识，每年应投入企业产值一定比例的资金用于新药研究与开发。

5. 重视新理论、新技术的应用 中药要走向世界，中药新药研究水平需不断提高。应重视新理论、新技术的应用，多学科、多单位联合攻关，在中药的提取纯化、制剂成型、质量控制、有效性、安全性和作用机制等方面应进行系统深入的研究。

6. 注重国际合作与知识产权保护 国际合作已成为中药新药研发的趋势。我国政府迄今已与近百个国家签订了包含中医药领域在内的医药卫生协议，同数十个国家和地区或国际性组织签订了中医药合作协议。在国际合作过程中应充分重视知识产权保护，深入开展中药新药知识产权保护战略的研究，将中药品种、中药产品商标、中药专利纳入知识产权保护范畴，加大中药知识产权的研究和保护力度。日本从20世纪70年代开始实施药品专利保护，经过多年的努力，现已发展成令人瞩目的创新药物大国，为中药新药研发提供了成功的经验。中医药知识产权状况比较复杂，保护力度不强，研究者自我保护意识差等，是造成当前中药研究过热、低水平重复现象的原因之一。加强对中医药知识产权保护的研究，可以促进有关中药创新的立法和执法。

7. 优化整合资源 建立起企业、学校、科研院所之间的密切合作关系，借鉴西方国家新药研发中企业唱主角，逐步形成以企业为龙头的大型中药现代化研究基地。新药研发中应该充分利用高校资源，为企业提供必要的技术支撑。建立畅通的合作渠道，使研究机构和企业建立紧密联系，建立"产、学、研、医"联盟，共同把中药新药的研制水平不断提高，避免低水平重复和资金的浪费。

第二节 中药及天然药物新药研发基本知识
（Basic Knowledge of New Drug Development Process of Chinese Materia Medica and Natural Medicines）

一、新药的定义及相关法规
（Definition of New Drug and Related Regulations）

（一）新药与药品注册（New drug and drug registration）

在1985年实施的《药品管理法》第五十七条规定，我国没有生产过的药品称为新药。

2001年2月,在审定《药品管理法》的过程中,新药定义范围太宽的问题被提出,随后经研究、统一各方面认识后,在《药品管理法》的配套法规中明确指出:新药是指未曾在中国境内上市销售的药品(《药品管理法实施条例》第八十三条)。这一定义的变化,缩小了新药范围,有利于申请人降低不必要的研究费用,将资金投入到真正的新药研究之中。

药品注册是指国家食品药品监督管理总局(CFDA)根据药品注册申请人的申请,依照法定程序,对拟上市销售药品的安全性、有效性、质量可控性等进行审查,并决定是否同意其申请的审批过程。

(二)相关政策法规(Policies and regulations)

1. 药品管理法 2001年2月28日,中华人民共和国主席令第四十五号公布了修订的《中华人民共和国药品管理法》,自2001年12月1日起实施。该法明确了药品监督管理部门的执法主体地位,加大对制售假劣药品等违法行为的处罚和打击力度,完善了法律责任制度和执法行政手段;规定了实施药品认证制度、药品分类管理和药品不良反应报告制度等。

2. 药品注册管理相关法规 我国的药品注册管理的体系经过数次修订,日趋完善。原国家药品监督管理局1999年4月颁布《新药审批办法》(局令第2号)。2002年10月30日,颁布了《药品注册管理办法(试行)》;2005年5月1日起正式实施修订后的《药品注册管理办法》(局令第17号)。2007年7月10日国家食品药品监督管理局颁布了再次修订的《药品注册管理办法》(局令第28号),并自2007年10月1日起施行。现行版药品注册管理办法明确规定药品注册应当遵循公开、公平、公正的原则,强调申报资料和样品的真实性、可行性和规范性。2007年版《药品注册管理办法》颁布至今已有10年多的时间,随着制药行业的持续发展,也需要进行修订和完善,2014年、2017年国家食品药品监督管理总局就修改草案两次公开向社会各界征求意见,定稿后将正式颁布。

3. 中药新药研究指导原则 研制安全、有效、质量可控的中药新药,是中药从业人员和广大人民群众的共同愿望。国家食品药品监督管理总局陆续出台了一些规范性文件来指导新药的研究。

1999年11月颁布了《中药新药研究的技术要求》〔国药管注(1999)363号〕;2005年印发了"关于中药、天然药物原料药的前处理等12个技术指导原则的通知"〔国食药监注(2005)331号〕,其中与中药药学研究相关的指导原则有《中药、天然药物原料的前处理技术指导原则》《中药、天然药物提取纯化工艺研究的技术指导原则》《中药、天然药物制剂研究的技术指导原则》《中药、天然药物中试研究的技术指导原则》;2006年12月颁布了《中药、天然药物稳定性研究技术指导原则》〔国食药监注(2006)678号〕。

为科学规范和指导中药、天然药物注射剂的研究工作,2007年12月颁布了《中药、天然药物注射剂基本技术要求》〔国食药监注(2007)743号〕。

为科学规范和指导已上市中药变更研究工作,2011年12月颁布了《已上市中药变更研究技术指导原则》〔国食药监注(2011)472号〕。

为完善注册管理法规体系,规范中药、天然药物的注册管理,鼓励创新,2013年1月颁布了《天然药物新药研究技术要求》〔国食药监注(2013)17号〕。

国家食品药品监督管理总局还组织制定了《中药、天然药物改变剂型研究技术指导原则》〔国食药监（2014）1号〕、《国际多中心药物临床试验指南（试行）》〔国食药监（2015）2号〕、《普通口服固体制剂溶出度试验技术指导原则》〔国食药监（2015）3号〕、《中药新药临床研究一般原则》〔国食药监（2015）83号〕、《中药辐照灭菌技术指导原则》〔国食药监（2015）86号〕，来指导和规范新药开发过程中相关环节的研究工作。

4. 其他相关法规

（1）《中华人民共和国中医药法》 《中华人民共和国中医药法》是为继承和弘扬中医药，保障和促进中医药事业发展，保护人民健康制定的办法。由全国人民代表大会常务委员会于2016年12月25日发布，自2017年7月1日起施行。

中医药法的通过对中医药事业发展具有里程碑的重要意义。中医药法第一次从法律层面明确了中医药的重要地位、发展方针和扶持措施，为中医药事业发展提供了法律保障。中医药法针对中医药自身的特点，改革完善了中医医师、诊所和中药等管理制度，有利于保持和发挥中医药特色和优势，促进中医药事业发展。同时，中医药法对实践中存在的突出问题做了有针对性的规定，有利于规范中医药从业行为，保障医疗安全和中药质量。此外，中医药法的出台有利于提升中医药的全球影响力，在解决健康服务问题上，为世界提供中国方案、中国样本，为解决世界医改难题做出中国的独特贡献。

（2）知识产权保护 对于中药新药的知识产权保护，不能仅依赖于新药行政保护和中药品种保护。中药要走向世界，只有依靠专利，这是最根本的知识产权保护。相关法规有《中华人民共和国专利法》《专利法实施细则》《企业专利工作办法》《中医药专利管理办法》等。在中药新药研究过程中，可从中药的配方、组分的剂量配比、中药炮制技术、中药有效部位、制备方法、新用途等角度考虑专利申请。

（3）中药资源保护 药用动植物是中成药的原料，其资源状况直接影响到相关中成药的可持续发展，并影响到人们赖以生存的环境。应集中力量优先解决出现频次高，且人工栽培或养殖尚未满足需求的药材资源问题。加快其种植及养殖的研究，实现资源的保护与合理利用之间的平衡。我国则将植物的濒危物种等级划分为濒危（endangered）种（处于灭绝危险中的物种）、稀有（rare）种（并不是立即有灭绝危险但分布区有限或仅零星存在的物种）和渐危（vulnerable）种（可以预见的将来很可能成为濒危的物种）。1987年颁布的《国家重点保护的野生药材物种名录》（第一批）共收载药材76种，其中药用植物58种，药用动物18种。药用植物中，属于二级保护的13种，包括人参、杜仲、甘草（3种）、黄连（3种）、厚朴（2种）、黄柏（2种）、血竭；三级保护的45种，如贝母、石斛、紫草、五味子、龙胆、细辛、远志、黄芩、羌活、天门冬、连翘、防风、山茱萸、肉苁蓉等。药用动物一级保护的有虎、豹、赛加羚羊、林麝、原麝、马麝和梅花鹿；二级保护的有黑熊、棕熊、马鹿、乌梢蛇、银环蛇、五步蛇、穿山甲、中华大蟾蜍、黑眶蟾蜍、中国林蛙、蛤蚧等。列入《国家重点保护野生动物名录》的256种动物中，一级保护药用动物67种，二级保护药用动物96种，超过60%。

（4）药品质量规范 《中药材生产质量管理规范》（*Good Agricultural Practice for Chinese Crude Drug*，GAP）是规范中药材生产，保证中药材质量，促进中药标准化、现代化的一整套科学管理方法。

《药品生产质量管理规范》（*Good Manufacture Practice*，GMP）是指在药品生产过程中，运用科学、合理、规范化的条件和方法保证生产优良药品的一整套科学管理方法。

《药物非临床研究质量管理规范》（*Good Laboratory Practice*, GLP）是关于药品非临床研究中实验设计、操作、记录、报告、监督等一系列行为和实验室条件的规范。

《药物临床试验管理规范》（*Good Clinical Practice*, GCP）是临床试验全过程的标准规定，包括方案设计、组织实施、监查、稽查、记录、分析总结和报告。

《药品经营质量管理规范》（*Good Supply Practice*, GSP）是药品经营质量管理，保证人民用药安全有效而制定的一套管理规范。

（三）药品注册分类（Classification of the drug registration application）

药品注册分类是药品注册审批机构根据对申报药物的物质基础、安全性、治疗效果资料的了解程度而确定的，而非区分药品科技含量、疗效高低的标准。

从形式上来说，药品注册申请包括新药申请、仿制药申请、进口药品申请及其补充申请和再注册申请。新药申请，是指未曾在中国境内上市销售的药品的注册申请。对已上市药品改变剂型、改变给药途径、增加新适应证的药品注册按照新药申请的程序申报。仿制药申请，是指生产国家食品药品监督管理总局已批准上市的已有国家标准的药品的注册申请；但是生物制品按照新药申请的程序申报。进口药品申请，是指境外生产的药品在中国境内上市销售的注册申请。补充申请，是指新药申请、仿制药申请或者进口药品申请经批准后，改变、增加或者取消原批准事项或者内容的注册申请。再注册申请，是指药品批准证明文件有效期满后申请人拟继续生产或者进口该药品的注册申请。

从属性上来说，新药可分为以下三类：化学药品，中药、天然药物，生物制品。

新药注册中，中药是指在我国传统医药理论指导下使用的药用物质及其制剂；天然药物是指在现代医药理论指导下使用的天然药用物质及其制剂。本教材主要介绍中药、天然药物的注册分类（Classification of drug registration application of Chinese Materia Medica and natural medicines）。

1. 未在国内上市销售的从植物、动物、矿物等物质中提取的有效成分及其制剂 指国家药品标准中未收载的从植物、动物、矿物等物质中提取得到的天然的单一成分及其制剂，其单一成分的含量应当占总提取物的90%以上。

2. 新发现的药材及其制剂 指未被国家药品标准或省、自治区、直辖市地方药材规范（统称"法定标准"）收载的药材及其制剂。

3. 新的中药材代用品 指替代国家药品标准中药成方制剂处方中的毒性药材或处于濒危状态药材的未被法定标准收载的药用物质。

4. 药材新的药用部位及其制剂 指具有法定标准药材的原动、植物新的药用部位及其制剂。

5. 未在国内上市销售的从植物、动物、矿物等物质中提取的有效部位及其制剂 指国家药品标准中未收载的从单一植物、动物、矿物等物质中提取的一类或数类成分组成的有效部位及其制剂，其有效部位含量应占提取物的50%以上。

6. 未在国内上市销售的中药、天然药物复方制剂 该类制剂包括中药复方制剂；天然药物复方制剂；中药、天然药物和化学药品组成的复方制剂。

（1）中药复方制剂 此类制剂应在传统医药理论指导下组方，主要包括来源于古代经典名方的中药复方制剂、主治为证候的中药复方制剂、主治为病证结合的中药复方制剂等。

（2）天然药物复方制剂 此类制剂应在现代医药理论指导下组方,其适应证用现代医学术语表述。

（3）中药、天然药物和化学药品组成的复方制剂 此类制剂包括中药和化学药品,天然药物和化学药品,以及中药、天然药物和化学药品三者组成的复方制剂。

7. 改变国内已上市销售中药、天然药物给药途径的制剂 此类制剂指不同给药途径之间相互改变的制剂及局部给药改为全身给药的制剂。

8. 改变国内已上市销售中药、天然药物剂型的制剂 此类制剂指在给药途径不变的情况下改变剂型的制剂。

9. 仿制药 仿制药指我国已批准上市销售的中药或天然药物。

注册分类1~6的品种为新药。已上市药品改变剂型、改变给药途径、增加新适应证的,按照新药管理,即分类7、8按新药申请程序申报。注册分类9的品种为已有国家标准的药品。

在2017年,药品注册管理办法（征求意见修订稿）中,对药品注册进行了重新分类,其中中药、天然药物注册分类可分为:创新药、改良型新药、同方类似药、古代经典名方。

二、新药申报与审批程序
（Procedures for New Drug Application and Approval）

按照《药品注册管理办法》,新药的申报与审批分为新药临床试验的申报与审批、新药生产的申报与审批两个阶段,需分别填写《药品注册申请表》,报送有关的资料,经各级药品监督或检验部门及国家食品药品监督管理总局分别进行审核、审评及审批。

（一）新药临床试验的申报与审批（Review of new drug application for clinical trials）

申请人完成临床前研究后,应当填写《药品注册申请表》,向所在地省、自治区、直辖市的食品药品监督管理部门如实报送有关资料。

所在地的食品药品监督管理部门应当对申报资料进行形式审查,符合要求的,出具药品注册申请受理通知书;不符合要求的,出具药品注册申请不予受理通知书,并说明理由;应当自受理申请之日起5日内组织对药物研制情况及原始资料进行现场核查,对申报资料进行初步审查,提出审查意见,并应当在规定的时限内将审查意见、核查报告以及申报资料送交国家食品药品监督管理总局药品审评中心（Center for Drug Evaluation,CDE）,并通知申请人。

CDE收到申报资料后,应在规定的时间内组织药学、医学及其他技术人员对申报资料进行技术审评,必要时可以要求申请人补充资料,并说明理由;完成技术审评后,提出技术审评意见,连同有关资料报送国家食品药品监督管理总局（China Food and Drug Administration,CFDA）。

CFDA依据技术审评意见做出审批决定,符合规定的,发给《药物临床试验批件》,不符合规定的,发给《审批意见通知件》,并说明理由。

（二）新药生产的申报与审批（Review of new drug application for manufacturing）

申请人完成药物临床试验后,应当填写《药品注册申请表》,向所在地的食品药品监督管理部门报送申请生产的申报资料,并同时向中国药品生物制品检定研究院报送制备标准品的原材料及有关标准物质的研究资料。

所在地的食品药品监督管理部门应当对申报资料进行形式审查,符合要求的,出具药品注册申请受理通知书;不符合要求的,出具药品注册申请不予受理通知书,并说明理由;应当在规定的时限内将审查意见、核查报告及申报资料送交CDE,并通知申请人。

药品检验所应对申报的药品标准进行复核,并在规定的时间内将复核意见送交CDE,同时抄送通知其复核的所在地的食品药品监督管理部门和申请人。

经审评符合规定的,CDE通知申请人申请生产现场检查,并告知国家食品药品监督管理总局药品认证管理中心(Certification Committee for Drugs,CCD);经审评不符合规定的,其将审评意见和有关资料报送CFDA,由CFDA依据技术审评意见,做出不予批准的决定,发给《审批意见通知件》,并说明理由。

申请人在制定时限内向CCD提出现场检查的申请,CCD在收到生产现场检查的申请后,应当在30日内组织对样品批量生产过程等进行现场检查,确认核定的生产工艺的可行性,同时抽取1批样品(生物制品抽取3批样品),送进行该药品标准复核的药品检验所检验,并在完成现场检查后10日内将生产现场检查报告送交CDE。

药品检验所应当依据核定的药品标准对抽取的样品进行检验,并在规定的时间内将药品注册检验报告送交CDE,同时抄送相关所在地的食品药品监督管理部门和申请人。

CDE依据技术审评意见、样品生产现场检查报告和样品检验结果,形成综合意见,连同有关资料报送CFDA。

依据综合意见,CFDA做出审批决定,符合规定的,发给新药证书,申请人已持有《药品生产许可证》并具备生产条件的,同时发给药品批准文号;不符合规定的,发给《审批意见通知件》,并说明理由。

(三)药品技术审评原则和程序(Principles and procedures for drug technical evaluation)

为保证公众用药安全、促进公众健康,不断完善药品技术审评科学化、规范化和法制化建设,根据国家有关法规和规范性文件的规定,CFDA制定了《药品技术审评原则和程序》,围绕技术审评科学、法制、伦理和公开、公平、公正的原则,按照审评任务分类和风险等级,分别针对新药临床试验申请(IND)、新药生产上市注册申请(NDA)、仿制药注册申请(ANDA)等,建立了相应的审评决策程序。原则和程序还明确了主审报告部在任务管理中的作用,加大了公开透明力度,并把沟通和交流作为新药审评中的一项重要工作措施,以提高审评和决策效率。同时,原则和程序还就建立中心审评质量管控机制(GRP)提出了要求。

药品技术审评由CDE负责,在药品技术审评过程中实行主审集体负责制、审评人员公示制和回避制,以及责任追究制。

注册申请的技术审评任务根据其申请事项不同,主要分为药物临床试验申请、药品上市许可申请、上市后补充申请及再注册申请等。根据药物研发一般规律,不同类型审评任务采用相应的审评程序。

新药临床试验申请和新药生产上市注册申请采用多专业平行审评程序。化学仿制药注册申请一般采用一个部门单专业审评程序。补充申请根据其变更类型可采用单专业审评程序及简易审评程序。单专业审评的品种如遇多专业问题可启动序贯审评程序。采用序贯程序的审评任务也应在其规定的时限内完成。具体审评内容详见药品审评中心网站（http://www.cde.org.cn）。

1. 新药临床试验技术审评　新药临床试验申请应根据药物临床研究的进程、须控制的风险及治疗领域的临床特点开展审评。药理毒理学部负责中药1～5类临床试验申请；中药民族药药学部负责中药7～8类及各类中药注射剂临床试验申请；中药民族药临床部负责中药6类临床试验申请；临床审评部门负责国际多中心临床试验申请。

2. 新药生产上市技术审评　新药生产上市注册申请应根据药物临床研究结果、药品上市阶段的质控要求对产品的安全性、有效性和质量可控性进行全面评价。中药民族药临床部负责中药1～6类及进口植物药上市注册申请；中药民族药药学部负责中药7～8类及各类中药注射剂上市注册申请。

3. 仿制药注册申请技术审评　仿制药注册申请应根据其与被仿品种的一致性和可控性进行综合评价。中药民族药药学部负责中药9类注册申请。

4. 补充申请及进口再注册技术审评　分阶段获批的新药临床试验申请，在其早期临床试验完成后，可以按补充申请的方式申请下一阶段临床试验。已上市产品的补充申请应根据其变更类别选择相应审评程序。进口再注册申请一般选择单专业简易程序进行审评，审评任务由履行相应职能的审评部负责。

三、中药及天然药物新药申报资料
（New Drug Application Dossiers of Chinese Materia Medica and Natural Medicines）

中药、天然药物申报资料可分为综述资料（1～6）、药学研究资料（7～18）、药理毒理研究资料（19～28）、临床试验资料（29～33）四大部分，共33份文件。申请新药临床试验，一般应报送资料项目1～4、7～31；完成临床试验后申请新药生产，一般应报送资料项目1～33以及其他变更和补充的资料，并详细说明变更的理由和依据。

（一）药学研究资料（Pharmaceutical research data and necessary dossiers）

申报资料7：药学研究资料综述。该资料详细表述：工艺路线是否合理，质量标准中鉴别、浸出物测定、检查项、含量测定等工作情况，是否符合技术要求，达到现有新药技术水平，稳定性考察结果，药品检验所复核报告及结论。具体内容包括工艺研究的综述、结构确证的综述、质量研究与质量标准的综述、稳定性研究的综述、容器选择依据的综述。

申报资料8：药材来源及鉴定依据。该资料包括药材产地、供货部门、与法定标准的对比鉴定结果、鉴定报告等内容。

申报资料9：药材生态环境、生长特征、形态描述、栽培或培植（培育）技术、产地加工和炮制方法等。该资料包括GAP相关技术资料、炮制标准及制定研究资料等内容。

申报资料10：药材标准草案及起草说明，并提供药品标准物质及有关资料。

申报资料 11：提供植物、矿物标本，植物标本应当包括花、果实、种子等。

申报资料 12：生产工艺的研究资料、工艺验证资料及文献资料，辅料来源及质量标准。该资料包括完整处方，剂型选择依据，提取工艺的研究，分离、纯化、浓缩、干燥工艺的研究，制剂成型工艺的研究，中试规模生产研究资料及相关生产数据，生产试验资料、技术条件及设备适应性考察，辅料标准等内容。申请新药生产时连续生产的 3 批样品的批生产记录。

申报资料 13：化学成分研究的试验资料及文献资料。对注册分类中第一类的申报品种、或在申报品种研究过程中所使用的对照品为中国药品生物制品检定研究院未发布的新对照品，或其他必要情况下，才需要提供这部分申报资料。

申报资料 14：与药品标准研究有关的试验资料及文献资料。该资料包括原材料的质量研究及文献资料、原料质量研究及文献资料、制剂质量研究及文献资料。质量研究从下列方面进行简述：原辅料的质量标准、性状描述、鉴别、检查、含量测定等项目。

申报资料 15：药品标准草案及起草说明，并提供药品标准物质及有关资料。该资料包括质量标准草案及其起草说明，相关参考文献等内容。

申报资料 16：样品检验报告书。该资料指申报样品的自检报告。临床研究前报送资料时至少提供 1 批样品的自检报告；完成临床研究后报送资料时提供连续 3 批样品的自检报告。自检报告中应含有按质量标准检验的实测数据及结果。

申报资料 17：药物稳定性研究的试验资料及文献资料。该资料包括药品加速试验方法、条件、结果数据、图谱及结论；样品长期留样稳定性试验条件、结果数据、图谱及结论；稳定性考核结论及拟制定的有效期；相关参考文献等。稳定性试验应说明试验方法、试验时间、考察内容、结果及包装情况和贮藏条件，重点叙述说明产品是否稳定及有效期。

申报资料 18：直接接触药品的包装材料和容器的选择依据及质量标准。该资料包括直接接触药品的包装材料和容器的选择依据及其质量标准复印件。

中药新药药学研究的核心内容是药材来源（资料 8）、制备工艺（资料 12）、质量标准（资料 15）和稳定性研究（资料 17）。

（二）药理毒理研究资料（Pharmacological and toxicological research dossiers）

药学、药理毒理和临床研究是新药研发中不可分割的三个部分。药学研究包括药物制备工艺路线、质量标准和稳定性研究等。药理毒理学研究以实验动物为研究对象。药理学主要研究药物治疗疾病时引起机体功能变化机制，为阐明药物作用及作用机制、改善药物质量、提高药物疗效、防治不良反应提供理论依据。而毒理学研究药物对生物体的毒性反应、严重程度、发生频率和毒性作用机制，为确定药物使用安全限值和采取防治措施提供实验依据。药理毒理研究的目的是为临床服务，两者的基本思路一致，只是主体不同。根据药理毒理研究中药效学的资料可以判断所申报的适应证是否合理或者范围是否过宽、过窄；而毒理研究结果，可以确定药物的安全范围和毒性靶器官，预测临床研究的安全性，从而决定是否批准其临床研究。

新药申报的药理毒理研究资料主要包括以下内容：

申报资料 19：药理毒理研究资料综述。

申报资料 20：主要药效学试验资料及文献资料。

申报资料21：一般药理研究的试验资料及文献资料。

申报资料22：急性毒性试验资料及文献资料。

申报资料23：长期毒性试验资料及文献资料。

申报资料24：过敏性（局部、全身和光敏毒性）、溶血性和局部（血管、皮肤、黏膜、肌肉等）刺激性、依赖性等主要与局部、全身给药相关的特殊安全性试验资料和文献资料。

申报资料25：遗传毒性试验资料及文献资料。

申报资料26：生殖毒性试验资料及文献资料。

申报资料27：致癌试验资料及文献资料。

申报资料28：动物药代动力学试验资料及文献资料。

药理毒理研究资料（19～28）主要涉及药理药学作用和安全性评价。

第三节　中药及天然药物新药研究关键技术
（Key Technologies in New Drug Research of Chinese Materia Medica and Natural Medicines）

本节针对中药及天然药物新药研究中药材来源、制备工艺、质量标准、稳定性、药效学研究中等核心部分所涉及的关键技术,结合本教材综合实验的主要内容进行介绍。

一、中药及天然药物真实性鉴定
（Authenticity Identification of Chinese Materia Medica and Natural Medicines）

中药及天然药物的真实性鉴定（authentic identification）也就是基原鉴定（original identification）,是根据中药及天然药物的性状、显微、理化等鉴别特征,鉴定其原植（动）物基原学名。中药因历代本草记载、使用习惯不同、地区用语不同以及外形相似等原因,使得中药存在同名异物、同物异名、一药多基原、品种混乱及伪品等现象,故中药的真实性鉴定是一切科研工作的基础。基原一错,满盘皆否。中药及天然药物真实性鉴定的方法主要包括性状鉴定（macroscopic identification）、显微鉴定（microscopic identification）、理化鉴定（physicochemical identification）和DNA分子标记鉴别（DNA molecular genetic marker identification）等技术。

（一）中药及天然药物真实性鉴定依据

我国中药真实性鉴定的法定依据是中药检验依据即各级药品标准。我国现行的中药质量标准分为3级,即国家标准、地方标准和企业标准。中药质量标准,无论其收载于哪一级药品标准,都是中药鉴定的依据,只是这些依据具有各自不同的法律效力。国外植物药质量标准也具有一定参考价值。

1. 国家标准　国家标准是由国家食品药品监督管理部门颁布的中药质量标准,包括《中华人民共和国药典》和局（部）颁标准。

（1）**国家药典**　《中华人民共和国药典》简称《中国药典》（*Pharmacopoeia of the People's Republic of China*，英文简称为 *Chinese Pharmacopoeia*，缩写为 Ch. P.）。Ch. P. 由国家药典委员会编纂出版，现行版《中国药典》为 2015 年版，共四部。其中一部收载中药，包括药材及饮片、植物油脂和提取物、成方制剂和单味制剂等。此外，国家药典委员会还编纂出版《中国药典》增补本。

（2）**国家食品药品监督管理总局颁布的药品标准**　简称局颁标准。《中国药典》未收载的品种，凡属来源清楚、疗效确切、较多地区经营使用的中药材（包括蒙、藏、维药等），由国家药典委员会编纂出版，国家食品药品监督管理总局颁布执行，作为《中国药典》的补充标准。1998 年以前，因药典委员会隶属卫生部，当时该标准由卫生部批准颁布执行，称为部颁标准。目前共颁布 10 册，其中《卫生部颁药品标准》中药材（第一册）共收载 101 种中药材。另外，局颁标准还包括进口药材标准，收载 43 个品种进口药材。

2. 地方标准　各省、直辖市、自治区卫生厅（局）审批的药品标准（简称地方标准）。地方标准收载《中国药典》及部颁标准中尚未收载的、流通使用的药品，或《中国药典》及部颁标准虽有收载但规格有所不同的本省、市、自治区生产的药品。地方标准是国家标准的补充，也属于法定标准，但只具有地区性约束力。目前，地方标准主要包括部分省市的药材标准和炮制规范。

3. 企业标准　由药品生产企业自己制订并用于控制其药品质量的标准，称为企业标准或企业内部标准。它仅在本厂或本系统的管理上有约束力，属于非法定标准。作为产品原料的中药或天然药物的质量标准是整个企业质量标准的组成部分。

4. 国外植物药质量标准　国外植物药质量标准主要有国外药典和植物药专论。世界上已有近 40 个国家编制了国家药典，如《美国药典/国家处方集》（*United States Pharmacopoeia/National Formulary*，缩写为 USP/NF）、《欧洲药典》（*European Pharmacopoeia*，缩写为 Ph. Eur.）、《英国药典》（*British Pharmacopoeia*，缩写为 BP）和《日本药局方》（*Japanese Pharmacopoeia*，缩写为 JP）等，另外有区域性药典如《北欧药典》《欧洲药典》和《亚洲药典》）及世界卫生组织（WHO）编订的《国际药典》。可供参考的植物学专论有《WHO 药用植物专论》《德国植物药专论》《美国草药典》（*American Herbal Pharmacopoeia*）、《英国草药典》（*British Herbal Pharmacopoeia*）、《韩国草药典》（*The Korean Herbal Pharmacopoeia*）和《印度草药典》（*Indian Herbal Pharmacopoeia*）等相关资料。

（二）中药及天然药物真实性鉴定的内容与方法

中药的真实性鉴定主要照《中国药典》2015 年版一部药材和饮片项下的性状和鉴别（包括显微鉴别和薄层鉴别等理化鉴别）项下标准执行，药典未收载的中药按其被收载的相关标准执行。其主要鉴定内容及方法如下。

1. 性状鉴定（macroscopic identification）　性状鉴定是"传统经验鉴别"方法，是依据对照中药或天然药物的性状特征，通过眼观、手摸、鼻闻、口尝等方法观察中药及天然药物的形状、大小、颜色、表面、质地、横切面、气和味等来鉴定中药及天然药物的真实性方法。该方法简单、快速、易行，是我国中医药工作者长期经验积累之总结。该方法适用于完整的中药及天然药物及饮片的鉴别。

（1）**形状**（shape） 形状是指干燥的中药材及饮片或天然药物的形态。中药及天然药物的形状特征，与药用部位有关，并具有一定的规律可循。中药性状鉴定方面，传统经验鉴别术语可简单、生动地描述生药的形状特征，如传统经验鉴别术语用于描述天麻的鹦哥嘴、红小辫、肚脐眼；描述人参的芦头、芦碗、铁线纹等术语。

（2）**大小**（size） 大小系指生药的长短、粗细（直径）和厚薄。要求测量较多的供试品。对细小的种子类中药可放在有毫米方格线的纸上或在放大镜下测量，每10个种子紧密排列成一行，测量后求其平均值。

（3）**色泽**（colour） 色泽指日光下观察的中药表面和断面的颜色。一般用复合色描述色泽，并以后一种色调为主。例如黄褐色，即以褐色为主。中药的色泽变化与其质量密切相关，并受加工条件、贮藏时间或养护不当等因素的影响。如加工或保管不当颜色的变化亦将引起质量的变化。如黄芩中主要成分黄色成分黄芩苷在黄芩苷酶的作用下水解成葡萄糖醛酸与黄芩素，黄芩素具有3个邻位酚羟基，易氧化成醌类而显绿色，因此黄芩由黄变绿后质量降低。

（4）**表面**（surface） 表面指中药表面所能观察到的特征，如光滑、粗糙、皱纹、皮孔、毛茸及其他附属物等，皮类中药的表面特征包括外表面和内表面，叶类生药包括上表面和下表面。如金银花表面密被短柔毛；厚朴外表面有椭圆形皮孔等。

（5）**质地**（texture） 质地指生药的轻、重、软、硬、坚韧、疏松、致密、黏性、粉性、油润、绵性、角质、柴性等特征。中药质地与组织结构、细胞中所含成分、炮制加工方法等有一定的关系。如以薄壁细胞为主、结构疏松的天然药材较松泡，如南沙参等；含淀粉、糖多的生药，经蒸煮加工糊化干燥而变得质地坚实，如白芍、姜黄等；富含淀粉的显粉性，如粉葛等；含油多的显油润，如当归；含纤维多的韧性强，如黄芪等。

（6）**断面**（fracture） 断面指生药自然折断后或用刀切后断面所具有的特征。折断面主要观察和描述折断时的现象，如易或不易折断，有无粉尘（含淀粉）飞扬等。① 折断时观察的断面特征是否平坦、具纤维性、刺状、颗粒性、裂片状、胶丝状、层层剥离等。如茅苍术断面的"起霜"（析出白毛状结晶）；葛根折断时有粉尘飞扬（富含淀粉粒）；杜仲折断时有胶丝相连。② 横切面重点观察皮部与木部的比例、维管束的排列方式、射线的分布、油点的多少等。如传统经验鉴别术语有大黄的"星点"、茅苍术的"朱砂点"、何首乌的"云锦纹"、防己的"车轮纹"等。

（7）**气**（odour） 气是鼻闻后的感觉，有些药材具有特殊的香气或臭气，尤其是含挥发性成分的生药，可作为鉴定该生药的主要依据之一。中药名中带香字的大多具有特殊的香气，如木香、藿香、乳香、麝香等；有的具有特殊的气味，如阿魏具强烈的蒜样臭气，白鲜皮具羊膻气等。

（8）**味**（taste） 味是口尝中药时的味觉。取少量直接口尝，或加开水浸泡后尝试浸泡液。应该注意的是有毒中药需尝味时，应注意防止中毒。中药的味与其所含成分及含量有关，如乌梅、山楂因含有机酸类而味酸；黄连、黄柏因含小檗碱而味苦；甘草因含甘草甜素而味甜等。如果中药的味感改变，则需考虑其品种或质量是否有变化。

（9）**水试**（water-based test） 水试是利用生药在水中或遇水发生沉浮、溶解、颜色变化、透明度、膨胀性、旋转性、黏性、酸碱变化等特殊现象进行鉴别的一种方法。如西红花投入水中后,先呈现一条黄色线状带,直接下垂,柱头膨胀,水液渐渐染成黄色;秦皮水浸后,浸出液在日光下显碧蓝色荧光;葶苈子、车前子等加水浸泡后变黏滑,且体积膨胀;熊胆粉末投入清水杯中,即在水面旋转并呈黄色线状下沉而不扩散。这些现象常与生药中所含化学成分或组织构造有关。

(10)火试(fire-based test)   火试是通过观察生药用火烧后能产生特殊的气味、颜色、烟雾、闪光和响声等现象鉴定药材的一种方法。如降香微有香气,点燃则香气浓烈,有油流出,烧后留有白色灰烬;麝香少许用火烧时有轻微爆鸣声,起油点,似烧毛发但无臭气,灰烬白色;海金沙易点燃而产生爆鸣声及闪光;青黛火烧产生紫红色烟雾;冰片火烧发生浓烟,并有带光的火焰。

中药的水试和火试是传统经验鉴别的重要内容,但在近几版《中国药典》中将其归为鉴别(理化鉴别)项下。

2. 显微鉴定   中药按照《中国药典》2015年版第四部通则(2001)显微鉴别法项下执行。显微鉴别法系指用显微镜对药材(饮片)切片、粉末、解离组织或表面制片及含饮片粉末的制剂中饮片的组织、细胞或内含物等特征进行鉴别的一种方法。鉴别时选择具有代表性的供试品,根据各品种鉴别项的规定制片。制剂根据不同剂型适当处理后制片。

(1)药材(饮片)显微制片

1)横切片或纵切片制片   取供试品欲观察部位,经软化处理后,用徒手或滑走切片法,切成10~20μm的薄片。选取平整的薄片置载玻片上,根据观察对象不同,滴加甘油醋酸试液、水合氯醛试液(必要时滴加在酒精灯上加热透化,并滴加甘油乙醇试液或稀甘油)或其他试液1~2滴,盖上盖玻片观察。

2)粉末制片   供试品粉末过四或五号筛,挑取少许置载玻片上,按上法处理后观察。

3)表面制片   将供试品湿润软化后,剪取欲观察部位约4 mm²,一正一反置载玻片上,或撕取表皮,加适宜的试液或加热透化后,盖上盖玻片观察。

4)解离组织制片   将供试品切成长约5 mm、直径约2 mm的段或厚约1 mm的片,如供试品中薄壁组织占大部分。木化组织少或分散存在,采用氢氧化钾法,若供试品质地坚硬,木化组织较多或集成较大群束,采用硝铬酸法或氯酸钾法。① 氢氧化钾法:将供试品置试管中,加5%氢氧化钾溶液适量,加热至用玻璃棒挤压能离散为止,倾去碱液,加水洗涤后,取少量置载玻片上,用解剖针撕开,滴加稀甘油,盖上盖玻片观察。② 硝铬酸法:将供试品置试管中,加硝铬酸试液适量,放置至用玻璃棒挤压能离散为止,倾去酸液,加水洗涤后,照上法装片观察。③ 氯酸钾法:将供试品置试管中,加硝酸溶液(1→2)及氯酸钾少量,缓缓加热,待产生的气泡渐少时,再及时加入氯酸钾少量,以维持气泡稳定地发生,至用玻璃棒挤压能离散为止,倾去酸液,加水洗涤后,照上法装片观察。

5)花粉粒与孢子制片   取花粉、花药(或小的花)、孢子或孢子囊群(干燥的供试品浸于冰醋酸中软化),用玻璃棒研碎,经纱布过滤至离心管中,离心,取沉淀加新配制的醋酐与硫酸(9:1)的混合液1~3 mL,置水浴上加热2~3分钟,离心,取沉淀,用水洗涤2次,取沉淀少量置载玻片上,滴加水合氯醛试液,盖上盖玻片,或加50%甘油与1%苯酚各1~2滴,用品红甘油胶[取明胶1 g,加水6 mL,浸泡至溶化,再加甘油7 mL,加热并轻轻搅拌至完全混匀,用纱布过滤至培养皿中,加碱性品红溶液(碱性品红0.1 g,加无水乙醇600 mL及樟油

80 mL,溶解)适量,混匀,凝固后即得],封藏观察。

6)磨片制片　坚硬的动物、矿物类药,可采用磨片法制片。选取厚度1~2 mm的供试材料,置粗磨石(或磨砂玻璃板)上,加适量水,用示指、中指夹住或压住材料,在磨石上往返磨砺,待两面磨平,且厚度约数百微米时,将材料移置细磨石上,加水,用软木塞压在材料上,往返磨砺至透明,用水冲洗,再用乙醇处理和甘油乙醇试液装片观察。

（2）含饮片粉末的制剂显微制片　按供试品剂型不同,其前处理方法略有区别。散剂、胶囊剂(内容物为颗粒状,应研细),可直接取适量粉末;片剂取2~3片,水丸、糊丸、水蜜丸、锭剂等(包衣者除去包衣),取数丸或1~2锭,分别置乳体中研成粉末,取适量粉末;蜜丸应将药丸切开,从切面由外至中央挑取适量样品或用水脱蜜后,吸取沉淀物少量。根据观察对象不同,分别按粉末制片法制片(1~5片)、观察。

（3）细胞壁性质的鉴别　① 木质化细胞壁:加间苯三酚试液1~2滴,稍放置,加盐酸1滴,因木质化程度不同,显红色或紫红色。② 木栓化或角质化细胞壁:加苏丹Ⅲ试液,稍放置或微热,显橘红色至红色。③ 纤维素细胞壁:加氯化锌碘试液,或先加碘试液湿润后,稍放置,再加硫酸溶液(33→50),显蓝色或紫色。④ 硅质化细胞壁:加硫酸无变化。

（4）细胞内含物性质的鉴别　① 淀粉粒:加碘试液,显蓝色或紫色。用甘油醋酸试液装片,置偏光显微镜下观察,未糊化的淀粉粒显偏光现象;已糊化的无偏光现象。② 糊粉粒:加碘试液,显棕色或黄棕色。加硝酸汞试液,显砖红色。材料中如含有多量脂肪油,应先用乙醚或石油醚脱脂后进行试验。③ 脂肪油、挥发油、树脂:加苏丹Ⅲ试液,显橘红色、红色或紫红色。加90%乙醇,脂肪油和树脂不溶解(蓖麻油及巴豆油例外),挥发油则溶解。④ 菊糖:加10% α-萘酚乙醇溶液,再加硫酸,显紫红色并溶解。⑤ 黏液:加钌红试液,显红色。⑥ 草酸钙结晶:加稀醋酸不溶解,加稀盐酸溶解而无气泡发生。加硫酸溶液(1→2)逐渐溶解,片刻后析出针状硫酸钙结晶。⑦ 碳酸钙结晶(钟乳体):加稀盐酸溶解,同时有气泡发生。⑧ 硅质:加硫酸不溶解。

（5）显微测量　无数码显微镜的可用目镜测微尺,在显微镜下测量细胞及细胞内含物等的大小。现在大多科研院校和检验部门均已配备可直接测量的数码显微镜,故显微测量法在此不做详述。

3. 理化鉴定　中药的理化鉴定是利用物理的或化学的方法,对中药中所含主要化学成分或有效成分进行定性分析,也是中药真实性鉴定的方法之一。

常用的理化鉴定方法有物理特征参数法、化学反应法、光谱法和色谱法。物理特征参数包括相对密度、旋光度、折光率、凝点和熔点等;化学反应法包括呈色反应和沉淀反应等;光谱法常用紫外光谱和荧光光谱法;色谱法有TLC法、GC法和HPLC法。

（1）物理常数的测定　包括相对密度、旋光度、折光率、硬度、黏稠度、沸点、凝固点、熔点等的测定。这对挥发油、油脂类、树脂类、液体类药(如蜂蜜等)和加工品类(如阿胶等)药材的真实性和纯度的鉴定,具有特别重要的意义。

1)相对密度(relative density)　按照《中国药典》2015年版四部通则(0601)相对密度测定法测定。相对密度系指在相同的温度、压力条件下,某物质的密度与水的密度之比。除另有规定外,温度为20℃。纯物质的相对密度在特定的条件下为不变的常数。但如物质的纯度不够,则其相对密度的测定值会随着纯度的变化而改变。因此,测定药品的相对密度，可用以检查药品的纯杂程度。液体药品的相对密度，一般用比重瓶测定；测定易挥发液体的相对密度，可用韦氏比重秤测定。例如，《中国药典》规定丁香罗勒油的相对密度应为1.030～1.050。

2）旋光度（optical rotation）　按照《中国药典》2015年版四部通则（0621）旋光度测定法。平面偏振光通过含有某些光学活性化合物的液体或溶液时，能引起旋光现象，使偏振光的平面向左或向右旋转。旋转的度数，称为旋光度。在一定波长与温度下，偏振光透过每1 mL含有1 g旋光性物质的溶液且光路为长1 dm时，测得的旋光度称为比旋度。比旋度（或旋光度）可以用于鉴别或检查光学活性药品的纯杂程度，亦可用于测定光学活性药品的含量。例如，《中国药典》规定八角茴香油的旋光度应为−2°～ +1°，《美国药典》规定小茴香油的旋光度应为+12°～+24°。

3）折光率（refractive index）　按照《中国药典》2015年版四部通则（0622）折光率测定法。光线自一种透明介质进入另一透明介质时，由于光线在两种介质中的传播速度不同，使光线在两种介质的平滑界面上发生折射。常用的折光率系指光线在空气中进行的速度与在供试品中进行速度的比值。根据折射定律，折光率是光线入射角的正弦与折射角的正弦的比值。测定折光率可区别不同的油类或检查其纯杂程度。例如《中国药典》规定牡荆油的折光率在20℃时应为1.485～1.500，《美国药典》规定小茴香油的折光率在20℃时应为1.528～1.538。

4）熔点（melting point）　熔点系指一种物质由固体熔化成液体的温度，熔融同时分解的温度，或在熔化时自初熔至全熔的一段温度。某些中药材具有一定的熔点，测定熔点可以区别或检查纯杂程度。按照《中国药典》2015年版四部通则（0612）熔点测定法，依照待测物质的性质不同，测定法分为下列3种。各品种项下未注明时，均系指第一法。第一法，测定易粉碎的固体药品，包括传温液加热法和电热块空气加热法。电热块空气加热法系采用自动熔点仪的熔点测定法。自动熔点仪有两种测光方式：一种是透射光方式，一种是反射光方式；某些仪器兼具两种测光方式。大部分自动熔点仪可置多根毛细管同时测定。第二法，测定不易粉碎的固体药品（如脂肪、脂肪酸、石蜡、羊毛脂等）。第三法，测定凡士林或其他类似物质。例如，《中国药典》规定薄荷脑（l-menthol）熔点应为42～44℃。

（2）一般理化鉴别

1）呈色反应、沉淀反应、泡沫反应和溶血指数的测定　利用药材的某些化学成分能与某些试剂产生特殊的颜色、沉淀、泡沫和溶血现象等反应来鉴识。这是最常用的鉴定方法，具体见本章本节三（中药及天然药物化学成分研究）。

2）微量升华　是利用中药中所含的某些化学成分，在一定温度下能升华的性质，获得升华物，在显微镜下观察其结晶形状、颜色及化学反应作为鉴别特征。方法如下：取金属片，置具有直径约2 cm圆孔的石棉板上，金属片上放一高约8 mm的金属圈，对准石棉板的圆孔，圈内放置一薄层药材粉末，圈上覆盖载玻片，在石棉板圆孔下用酒精灯缓缓加热，至粉末开始变焦，去火待冷，载玻片上有升华物凝集。将载玻片反转后，置显微镜下观察结晶形状、色泽，或取升华物加试液观察反应。

3）显微化学反应　显微化学反应是将中药粉末、切片或浸出液，置于载玻片上，滴加某些化学试剂使产生沉淀、结晶或特殊颜色，在显微镜下观察进行鉴定的一种方法。显微化学定位试验是利用显微和化学方法,确定中药有效成分在中药组织构造中的部位。如北柴胡横切片加1滴无水乙醇-浓硫酸(1:1)液,在显微镜下观察可见木栓层,栓内层和皮层显黄绿色～蓝绿色,示其有效成分柴胡皂苷存在于以上部位。

4)荧光分析　利用中药中所含的某些化学成分,在紫外光或自然光下能产生一定颜色的荧光性质进行鉴别。直接取中药饮片、粉末或浸出物在紫外光灯下进行观察。有些中药本身不产生荧光,但用酸、碱或其他化学方法处理后,可使某些成分在紫外光灯下产生可见荧光。有些中药表面附有地衣或真菌,也可能有荧光出现。因此荧光分析还可用于检查某些中药的变质情况。利用荧光显微镜观察中药化学成分存在的部位。紫外光灯光波长有365 nm和254 nm时,应加以说明,因两者荧光现象不同。

5)薄层色谱法　按照《中国药典》2015年版四部通则(0502)。薄层色谱法系将供试品溶液点于薄层板上,在展开容器内用展开剂展开,使供试品所含成分分离,所得色谱图与适宜的标准物质按同法所得的色谱图对比,亦可用薄层色谱扫描仪进行扫描,用于鉴别、检查或含量测定。薄层色谱需要的仪器与材料:① 薄层板:按支持物的材质分为玻璃板、塑料板或铝板等;按固定相种类分为硅胶薄层板、键合硅胶板、微晶纤维素薄层板、聚酰胺薄层板、氧化铝薄层板等。固定相中可加入黏合剂、荧光剂。硅胶薄层板常用的有硅胶G、硅胶GF254、硅胶H、硅胶HF254,G、H表示含或不含石膏黏合剂。F254为在紫外光254 nm波长下显绿色背景的荧光剂。按固定相粒径大小分为普通薄层板(10～40 μm)和高效薄层板(5～10 μm)。在保证色谱质量的前提下,可对薄层板进行特别处理和化学改性以适应分离的要求,可用实验室自制的薄层板。固定相颗粒大小一般要求粒径为10～40 μm。玻板应光滑、平整,洗净后不附水珠。② 点样器:一般采用微升毛细管或手动、半自动、全自动点样器材。③ 展开容器:上行展开一般可用适合薄层板大小的专用平底或双槽展开缸,展开时须能密闭。水平展开用专用的水平展开槽。④ 显色装置:喷雾显色应使用玻璃喷雾瓶或专用喷雾器,要求用压缩气体使显色剂呈均匀细雾状喷出;浸渍显色可用专用玻璃器械或用适宜的展开缸代用;蒸气熏蒸显色可用双槽展开缸或适宜大小的干燥器代替。⑤ 检视装置:为装有可见光、254 nm及365 nm紫外光光源及相应的滤光片的暗箱,可附加摄像设备供拍摄图像用。暗箱内光源应有足够的光照度。

4. DNA分子标记鉴别　DNA分子标记鉴别是指通过比较药材间DNA分子遗传多样性差异来鉴别药材基原、确定学名的方法。适用于采用性状、显微、理化以及色谱鉴别等方法难以鉴定药材的鉴别,如同属多基原药材、动物药等的鉴别。

5. *指纹图谱和特征图谱*　中药指纹图谱是中药经适当处理后,采用一定的分析方法和技术,建立的能够表征整体化学物质特性的图谱。中药指纹图谱按照获取方式分为色谱、光谱及其他分析手段,其中色谱是中药指纹图谱建立的首选和主要方式。中药指纹图谱是当前被国内外广泛接受的一种中药/植物药质量评价模式,可应用于药材生产、采收加工、贮藏以及中药饮片、中药提取物、制剂的原料、半成品、成品的质量一致性和稳定性评价。中药特征图谱是指从中药指纹图谱中选取若干专属性强的色谱峰或色谱峰组合形成的特征指纹图谱,主要用于中药的专属性鉴别。

中药的真实性鉴定是中药新药申报资料8(药材来源及鉴定依据)的主要内容,此外该项资料还包括药材产地、供货部门、与法定标准对比的全项检验结果、鉴定报告等内容。

二、中药及天然药物质量标准研究
（Research on Quality Standard of Chinese Materia Medica and Natural Medicines）

药品作为一种特殊的商品，其真伪、优劣直接关系到人民的健康与安全。要保证药品的安全、有效、质量可控，必须做到有法可依，有章可循。质量标准正是根据药品质量标准的要求所制定的符合该类药物特点，控制其质量的技术规范。中药及天然药物质量标准是国家药政管理部门对其质量以及检验方法所作的技术规定，是其生产、经营、使用、检验及监督管理部门应共同遵循的法定依据。

中药及天然药物质量标准的制定原则应充分体现"安全有效，技术先进，经济合理"。

质量标准起草说明是解释标准起草过程中，制订各个项目的理由及规定各项指标和检测方法的依据；也是对该药从历史考证，药材的原植（动、矿）物品种，成方制剂的处方、制法，以及它们的鉴别、检查、含量测定质量控制方法等全面资料的汇总。

（一）质量标准研究与药品的有效性与安全性（The quality standard research and drug efficacy and safety）

中药及天然药物质量标准研究的主要内容包括鉴别、检查、含量测定等项目。如前文所述，鉴别主要解决的是药品真实性问题，检查、含量测定等检测项目则与中药及天然药物的安全性和有效性密切相关。

药品用于预防、治疗和诊断人的疾病，有效性是药品的重要特性。药物研究过程通过药效学研究和临床研究对药品的有效性进行系统评价。在中药及天然药物质量标准研究中，有效性检查、制剂通则的检测，有效成分（effective components）、指标成分（index components）的含量测定等项目，均是与药品有效性相关的质量控制检测项目。中药及天然药物中若含有能够体现药物传统临床疗效的化学成分，即药理作用明确的有效成分，可通过对有效成分的定性、定量分析评价中药及天然药物的有效性。对于有效成分不明确的中药及天然药物，可选择具有一定生物活性，但该活性与传统临床疗效相关性尚不明确的化学成分即指标成分为指标，评价中药及天然药物的有效性。如燥湿化痰中药半夏无明确有效成分，《中国药典》2015年版通过测定其指标成分琥珀酸含量进行质量控制。中药及天然药物中若无单一有效成分或指标成分时，可通过控制某一类化学成分含量或浸出物含量评价其有效性，如具有散血祛瘀作用的中药没药，《中国药典》规定天然没药挥发油含量不得少于4.0%（mL/g）。此外，应用理化方法难以测定或者理化测定难以反映化学成分临床生物活性的中药及天然药物，可采用生物效应法进行有效性评价。

药物研发过程中的毒理学试验，包括急性毒性、长期毒性、致癌、致畸、致突变试验，会对药品的安全性进行系统评价，发现药物的毒性、潜在危害以及制订安全用药方案。中药及天然药物质量标准研究中需要考虑与药品安全性相关的质量控制检测项目。中药及天然药物需要检查的毒性物质从来源途径可分为外源性有害物质（exogenous noxious substances）如重金属和有害元素、农药残留、黄曲霉毒素、二氧化硫等，以及内源性有害物质（endogenous noxious substances）如具有肾毒性的马兜铃酸、具有肝毒性的吡咯里西啶生物碱等。质量标准研究中应针对这些有害物质，建立分析检测方法，制定安全限量范围，以确保用药安全。

（二）药材及饮片质量标准（Quality standard of Chinese crude drugs and prepared decoction slices）

1. 名称　阐明确定该名称理由及依据，同时应说明历史名称、别名或国外药典收载名。

2. 来源　简要说明历史沿革，如始载于何种本草，历代本草的考证及历代本草记载中有无品种改变情况，目前使用和生产的药材品种情况，以及历版药典的收载、修订情况。

（1）基原　确定原植物（动物）的科名、中文名、拉丁学名，矿物药的中文名和拉丁名。起草说明中应记录基原鉴定的详细资料。

（2）生境　野生或栽培，如为栽培品，说明有无GAP基地。引种或野生变家养的动植物，应有与原种的对比资料。

（3）主产地　主产的省、市、自治区名称，按产量大小次序排列。地道药材产地明确的可写出县名。

（4）药用部位　说明该药材的药用部位的理由及试验研究资料。

（5）采收时间　采收时间与药材质量有密切关系的，采收时间应进行考察，并在起草说明中列入考察资料。

（6）采收加工　产地加工的方法及研究资料。

3. 性状　说明性状描述的依据，该药材标本的来源及性状描述中其他需说明的问题。应包括：① 主要特征描写，突出重点，并附彩色照片。② 由于栽培发生性状变异，应附详细的质量研究资料。③ 未列入正文的某些性状特点及原由。④ 各药材标本间的差异，多品种来源药材的合写或分写的原由。⑤ 曾发现过的非正品、伪制品与本品性状的区别点。

4. 鉴别　应说明选用各项鉴别的依据并提供全部试验资料。可包括：① 收载各项鉴别或标准修订的理由。② 老药工对本品的经验鉴别的方法。③ 多来源品种各个种的鉴别试验情况。④ 起草过程中曾做过的试验，但未列入正文的显微鉴别及理化试验方法。

（1）显微鉴别　组织或粉末特征应提供墨线图或彩色照片，照片应标注各个特征，并附标尺或放大倍数。

（2）理化鉴别　应说明反应原理、试验结果及专属性。

（3）色谱、光谱鉴别　说明薄层色谱法实验条件的选择，应附彩色照片；光谱鉴别也应附光谱图。

（4）对照品及对照药材　① 色谱鉴别所用对照品及对照药材，现行国家药品标准收载者可直接采用。② 化学合成品注明供应来源，由动、植物提取的需要说明原料的科名、拉丁名和药用部位。③ 验证已知结构的化合物需提供必要的参数及图谱，并应与文献值或图谱一致。如文献无记载，则按未知物要求提供足以确证其结构的参数，如元素分析、熔点、红外光谱、紫外光谱、核磁共振谱、质谱等。④ 鉴别用对照品纯度检查可用薄层色谱法，点样量为鉴别常规点样量的10倍，选择两个以上溶剂系统展开，色谱中应不显杂质斑点。⑤ 对照药材经过准确鉴别并注明药材来源，选定符合国家药品标准规定要求的优质药材。

（5）非正品、伪制品　与正品鉴别试验的比较，并进一步说明选定方法的专属性。

5. 检查　说明各项检查的理由及试验依据，阐明确定该检查项目限度指标的意义及理由。重金属、砷盐、农药残留量的考察结果及是否列入质量标准的依据。

6. 浸出物   在确定无法建立含量测定方法时,可暂定浸出物测定作为质量控制项目,但也应具有针对性和控制质量的意义。凡收载含量测定项,可不规定此项;但含量测定限度低于万分之一的,可将浸出物测定列入标准。

应说明规定该项目的理由,所采用溶剂和方法的依据,列出实测数据;说明各种浸出条件对浸出物的影响,制定浸出物量限度或范围的依据和试验数据。有条件的应说明浸出物测定结果与商品等级规格或药工经验鉴别质量优劣是否相关。

7. 特征图谱或指纹图谱   应说明选用特征图谱或指纹图谱的依据并提供全部试验资料,包括色谱条件的选择、供试品溶液的制备、特征图谱的建立和辨识、方法验证、数据处理和分析。特征图谱、指纹图谱应满足专属性、重现性和可操作性的要求,并附相应色谱图。

8. 含量测定   根据中药的特点和有关化学成分的性质,选择相应测定方法。① 测定方法的选择应根据"准确、灵敏、简便、快速"的原则。说明选定测定成分和测定方法的理由,测定条件确定的研究资料。② 测定方法的原理及其研究资料(方法学验证如重现性、精密度、稳定性、回收率等研究资料)。③ 实验数据以及规定限度的理由。④ 液相色谱、气相色谱等图谱。

新增修的检测方法应按《中国药典》2015年版四部收载的"中药质量标准分析方法验证指导原则"的要求进行方法学验证。验证结果要求如下:① 准确度实验,其回收率的测定结果应在95%～105%范围内,其中对于一些前处理较复杂的方法,其回收率的测定结果可在90%～110%范围内;准确度实验的相对标准偏差(RSD%)应小于5%。② 精密度实验的相对标准偏差(RSD%)应小于3%。

含量测定用对照品:如为现行国家药品标准收载者可直接采用,但所使用的对照品必须是中国药品生物制品检定所统一下发的。如为现行国家标准以外的品种则应按以下要求制备和提供资料一同上报。

(1)对照品的来源   由动、植物提取的需要说明原料的基原、拉丁学名和药用部位。若为化学合成品,应注明供应来源。

(2)确证   确证已知结构的化合物需提供必要的参数及图谱,并应与文献值或图谱一致,如无文献记载,则按未知物要求提供足以确证其结构的参数,如元素分析、熔点、红外光谱、紫外光谱、核磁共振谱、质谱等。

(3)纯度与含量   纯度检查系指检查对照品以外的杂质有多少,而含量指对照品本身的含量;杂质高,纯度低,而含量相应也低,二者有相关性,但含义不同。对含量测定用对照品,由于中药化学对照品多由有机溶剂提取或精制,故一般水分很低,而按常规水分测定法需样品量较大,因此目前没有规定水分含量,只是在标定时对熔点较高、性质较稳定者可置105℃干燥,对不稳定者则可置硅胶或五氧化二磷真空干燥器中干燥后使用。

(4)对照品的含量及杂质测定方法   可用光谱法及色谱法测定对照品含量及杂质的量,但如杂质对该显色剂不显色或对测定波长无响应,以及对照品中含有的水分及无机物的影响等情况则不能检出。色谱法或光谱法本身要求有对照标准,可采用国际化学对照品,如无权威对照品,则需小量精制纯度较高的物质作为对照品应用,称原始对照品;也可用相溶度分析和差示扫描热量法等方法,均为根据热力学性质而设计的方法。相溶度分析法可检出包括异构体的杂质量;差示扫描法是测定物质熔融热,熔融热因杂质的存在而发生变化,从而以此衡量对照品的纯度,但不能用于熔融时分解的物质。其他还包括如紫外、红外、核磁共振、原子吸收、旋光法、电泳法、极谱法,也可采用容量法或重量法等。

（5）**对照品的含量限度要求**　合成品原则上要求99%以上,天然产物中提取的对照品验证纯度应在98%以上,并提供含量测定的方法和测试数据。

（6）**稳定性考察**　对照品的质量检验,应建立复核考察制度,考察对照品稳定性。

9. 炮制　说明炮制药味的目的及炮制工艺制定的依据和实验数据。还可包括:① 简述历代本草对本品的炮制记载。② 本品的炮制研究情况（包括文献资料及起草时研究情况）。③ 简述全国主要省份炮制规范收载的方法,说明正文收载炮制方法的理由。

性味与归经、功能与主治、用法与用量、注意、贮藏等项目也应说明理由,并根据实际情况提供可能的试验及文献研究资料。

此外,标准起草过程中还可补充必要的化学成分及药理毒理的实验结果及文献研究资料。

（三）中药制剂质量标准（Quality standard of Chinese Materia Medica preparations）

中药制剂起草说明应说明处方来源,包括验方、古方来源及考证,以及历版标准收载、增修订情况。

1. 名称　说明命名的依据,曾用名及修改理由。

命名要求明确、简短、科学。不使用容易混淆、误解和夸大的名称（如××灵、××宝等）,不应与已有的药品名称重复。另外,药品应一方一名,即使是不同剂型同一处方,应用同名称不同剂型命名,如十全大补丸、十全大补酒等。同时应注意不宜中西医不同理论功效混杂命名。

（1）**单味制剂**　一般采用原料（药材）名称与剂型名结合,如丹参片、绞股蓝皂苷片。

（2）**复方制剂**　① 采用方内主要药味缩写加剂型,如参苓白术丸、生脉注射液、桂附地黄丸等。② 采用方中主要药味缩写加功效加剂型,如龙胆泻肝丸、木香顺气丸、牛黄解毒片等。③ 采用药味数与主要药名或功效加剂型,如六味地黄丸、十全大补丸等。④ 采用功效加剂型,如补中益气丸、脑心舒口服液等。⑤ 采用君药前加复方加剂型,如复方丹参注射液、复方天仙胶囊等。⑥ 采用方内药物剂量比例或服用剂量加剂型,如六一散、七厘散、九分散等。⑦ 采用形象比喻结合剂型,如玉屏风散、泰山磐石散等。⑧ 采用主要药材和药引结合并加剂型,如川芎茶调散,以茶水调服等。

2. 处方　起草说明中应列出详细制剂处方,包括药味及主要辅料。如系保密品种,其处方需完整地列在起草说明中。

中医理论指导下用药的中药复方应说明方解。

3. 制法　列出详细的工艺流程。说明制备工艺主要步骤的意义,解释关键工艺的各项技术要求,关键半成品的质量标准及确定最终制备工艺及其技术条件的依据。

（1）**药材粉末**　制法中药材粉末的粉碎度用"粗粉""中粉""细粉""极细粉"等表示,不列筛号。

（2）**提取**　药材经提取后制成浸膏的应说明出膏率（干膏率）并列出相应数据;说明提取溶剂和提取、分离、浓缩、干燥等步骤的主要工艺参数和技术指标。

（3）**辅料**　说明主要辅料品种及标准收载情况。应规定成型工艺中各种制剂辅料的名称与用量,仅用于调整制成量的淀粉、糊精等辅料可不固定用量。

（4）**成品**　说明制成品总量及允许的变动范围等。一般一个品名收载一个剂型的制法;同一品种下收载不同规格应分别说明,如蜜丸收载水蜜丸、小蜜丸、大蜜丸,片剂收载大片与小片、糖衣片、薄膜衣片,颗粒剂有含糖颗粒、无蔗糖颗粒、含乳糖颗粒等均应分别说明。

4. 性状　应说明正文中性状拟定的依据。一种制剂的性状往往与原料质量及工艺有关;原料质量保证,工艺恒定,则成品的性状应该是基本一致的,故质量标准中规定的制剂性状,能初步反应其质量情况。

小量研制品与中试或大量生产的成品,其色泽可能不完全一致,故制定质量标准应根据中试或大量生产的产品为依据,并至少观察3~5批样品,有的中药制剂在贮藏期间颜色会变深,因此可根据实际观察情况规定范围。

5. 鉴别　说明中药制剂定性鉴别项目选定的原则及方法,以确保中药制剂鉴别项目的规范合理。起草过程中曾做过的试验,但未列入正文的鉴别方法,也应说明试验研究方法、试验结果和未列入标准的理由。

（1）**鉴别项目的选定**　① 中药制剂中一般应尽可能采用与药材相同条件进行薄层色谱鉴别,描述也应统一。当有干扰时,再采用其他条件。② 原则上处方各药味均应进行试验研究,根据试验情况,选择列入标准中。首选君药、贵重药、毒性药,再选其他药材鉴别。因鉴别特征不明显,或处方中用量较小而不能检出者应予以说明。

（2）**鉴别方法**　① 薄层色谱鉴别是复方制剂中最常用的鉴别方法。② 提供前处理条件选择的依据和实验数据。③ 说明试验条件及选定依据,如薄层色谱法的吸附剂、展开剂、显色剂的选定等。④ 说明阴性对照溶液的制备方法,理化鉴别和色谱鉴别需列阴性对照试验结果,并提供3批以上样品的试验结果,以证明其专属性和重复性。⑤ 说明试液配制方法及依据。⑥ 要求随资料附相关图谱。如显微鉴别的粉末特征墨线图或照片(注明扩大倍数),薄层色谱彩色照片(包括阴性对照试验),色谱法的色谱图(包括阴性对照图谱原图复印件)。

6. 检查　主要指检查制剂中可能引入的杂质及与质量有关的项目。① 中药制剂检查项目应参照各有关制剂通则项下规定的检查项目进行检查,如与通则中某项检查要求不同的,要说明理由并列出具体数据。② 中药制剂所用中药均应是经检验符合规定的中药,一般制成制剂后不再做总灰分等检查。但对新药,需做重金属、砷盐等有害物质的考察,并提供所检测的数据。必要时,将重金属、砷盐列入正文检查项目中。此外,内服酒剂、酊剂是否含甲醇,可用气相色谱法进行检测,提供所检测的数据,必要时列入正文检查项下。③ 中药制剂凡规定限度指标的品种(如重金属、砷盐或甲醇等)要有足够的数据,至申报试生产用质量标准时,必须至少积累10批次20个数据指标,将限度指标列入正文中。其他列入正文中的检查项目研究,也应提供方法及检测数据。④ 对毒性中药,应对其有毒成分制定限度指标。

7. 浸出物　根据剂型和品种的需要,选择适当的溶剂方法进行测定。要求同药材及饮片起草说明。

8. 特征图谱或指纹图谱　要求同药材及饮片起草说明,说明选择检测方法的方法学考察资料和相关图谱,还应建立药材、中间体的相应图谱,并须对成方制剂与原药材与中间体之间的相关性进行分析。

9. 含量测定　对中药制剂处方中的君药、臣药、贵细药及毒性药中的已知有效成分、活性成分、有毒成分、各类别成分或组分进行测定,以评价制剂工艺的稳定性与成品质量。说明所测药味和成分选定的理由,测定方法选定及含量限度拟定的依据。

(1)药味的选定　① 中药制剂在确定含量测定成分的药味时,要以中医药理论为指导,首选处方中的主药、贵重药、毒剧药制定含量测定项目,以保证临床用药的安全性和有效性。② 中药制剂处方中有君、臣、佐、使之分。君药是针对主病或主证起主要治疗作用的药物,应首选其君药进行含量测定。③ 应对制剂中贵重药物进行含量测定,如牛黄、麝香、西洋参、人参等,要找出相应的定量指标,以便控制其在制剂中的含量,防止在生产过程中不投料或少投料的现象发生。④ 应对中药制剂中有大毒的药味进行定量分析,如马钱子、川乌、草乌、附子、斑蝥等。若含量太低无法测定,则应规定限量检查项目。⑤ 在中药制剂中进行含量测定的药味,原料必须要有含量限度,以保证成品质量。⑥ 若上述药味基础研究薄弱或无法进行含量测定时,也可依次选择臣药及其他药味进行测定。

(2)测定成分的选定　测定药材选择以后,还应选定某一成分为定量指标,一般应遵循以下几项原则。① 测定有效成分,对于有效成分清楚,其药理作用与该味药的主治功能相一致的成分,应作首选。测定成分应尽量与中医理论相一致,与药理作用、功能主治一致,如山楂在制剂中若以治疗心血管疾病为主则应测定黄酮类成分;又如制何首乌具有补肝肾、益精血、乌须发的功能,若以大黄素为定量指标,就不太适宜,可测定2,3,5,4'-四羟基二苯乙烯-2-O-β-D-葡萄糖苷的含量。② 测定毒性成分,如乌头中含有多种生物碱,其中酯型生物碱(包括单酯型、双酯型)具有毒性,可测定总酯型生物碱含量,作为质控指标之一,保证中药制剂的安全有效。③ 测定在制备、贮存过程中易损失的成分,如冰片易挥发损失,因此在含有冰片的中药制剂中要测定其含量。④ 测定总成分、有效部位或指标性成分类别清的,可进行总成分的测定,如总黄酮、总皂苷、总生物碱等。⑤ 有效成分不明确的中药制剂,可测定专属性强的指标性成分,其含量高低可代表药材在制剂中的量。被测成分应归属于某一药味,若为两味或两味以上药材所共有的成分,则不应选定为定量指标。如处方中同时含有黄连、黄柏,最好不选小檗碱作为定量指标。⑥ 若处方中含有化学药成分应进行含量测定。⑦ 测定成分可以是单一成分,也可根据中药具有多组分、多靶点,相互协同作用的特点建立多组分含量测定的方法,如大黄清胃丸中每丸含大黄素与大黄酚的总量不得少于4.7 mg。

(3)中药及天然药物中多类成分的同时测定　中药及天然药物含有多种不同类别的化学成分,其药理活性是多类成分协同作用的结果。如传统中药黄芪的免疫调节作用是通过所含黄芪多糖、黄芪总皂苷及黄芪总黄酮等成分共同作用的结果。同时,中药及天然药物的药理活性也不是单一的,不同类别成分往往发挥不同的药理活性。如山楂的消食健胃功能是因含有有机酸成分,而其活血化瘀作用则因含有黄酮类成分。因此,中药及天然药物的有效性评价需要对多类成分进行同时测定,指标成分应尽量与药物的功能主治相关。此外,对某类成分的定量分析也是控制有效成分不明确的中药及天然药物质量的重要手段。

(4)含量测定方法的确定　含量测定方法可参考有关质量标准或有关文献,根据处方工艺和剂型特点以及被测成分的性质、干扰成分的性质等因素进行综合考虑。

应说明各项实验条件选择的依据及方法验证的数据与图谱。如干扰成分的去除,阴性对照试验情况以及方法的专属性与可行性,列出方法学考察的全部研究资料,包括准确度、精密度、专属性、线性范围、耐用性等考察项目的试验方法、实验数据、结果结论等。

(5)含量限度或范围指标　含量限度或范围指标是在保证药物成分对临床安全和疗效稳定的情况下,有足够的具代表性的样品试验数据为基础,结合药材含量及工艺收率综合分析制定的。临床样品至少有3批6个数据,生产用样品至少有10批20个数据、原粉入药的转移率要求90%以上。毒性成分的含量必须规定幅度,应根据测试方法、品种情况、转移率及理论值确定上下限范围,一般应在±5%~±20%之间,并在安全有效范围内。

中药制剂含量限度规定的方式主要有① 规定一定范围:如三黄片每片含盐酸小檗碱,小片应为4.0~5.8 mg,大片应为8.0~11.5 mg;平消片每片含马钱子以士的宁计应为0.20~0.35 mg。② 规定标示量（100±5%~100±20%）:如华山参片含生物碱以莨菪碱计应为标示量的80.0%~120.0%。③ 规定下限:如山玫胶囊每粒含山楂叶以金丝桃苷计不得少于0.16 mg;戊己丸每1g含黄连以盐酸小檗碱计不得少于15.0 mg,含白芍以芍药苷计不得少于7.0 mg。

(6)中药及天然药物的生物效应法评价法　中药及天然药物的有效性也可以用生物效应法评价,该方法通过比较中药或天然药物对照品和供试品对生物体或离体器官与组织所造成的影响或外在表现,控制和评价供试品的质量或活性,这是对中药及天然药物有效性的直接评价,在中药及天然药物的质量控制和有效性评价中具有独到的优势。如中国药典采用抗凝血酶活性评价水蛭药材的有效性,规定每1 g水蛭抗凝血酶活性不得低于16.0 U。但由于中药及天然药物作用的整体性和复杂性,建立通用的生物效应评价方法尚存在难度,限制了该方法的应用。

10. 功能与主治　说明药理试验、临床试验研究的结果;制订功能与主治项的理由。

确定使用期、有效期的时应收载稳定性研究资料,需特殊贮存条件的应说明理由。

其他项目也应说明理由,并根据实际情况提供可能的试验及文献研究资料。

(四)含量测定方法学考察内容和要求(Methodological evaluation and requirements of methods for content determination)

含量测定分析方法的建立和验证是方法学研究的重要内容,也是药品质量标准的重要项目之一。其目的是证明中药及天然药物有效性评价所采用的含量测定方法适合于相应的分析要求。上篇实验三中已对含量测定方法学研究进行了初步介绍,本节参考2015年版《中华人民共和国药典》药品质量标准分析方法验证指导原则,进一步补充说明如下:

新药含量测定研究时可以引用药典或文献收载的与其相同成分的测定方法,但因品种不同,均要进行方法学考察研究。验证指标包括准确度、精密度（包括重复性、中间精密度和重现性）、线性、范围、专属性、检测限、定量限和耐用性。对于定量测定,除检测限和定量限可视具体方法取舍外,其他指标均应进行验证。

1. 准确度(accuracy)　系指采用该分析方法测定的结果与真实值或参考值接近的程度,一般用回收率（%）表示。中药及天然药物化学成分含量测定的准确度可用对照品进行加样回收率测定,即在规定"范围"内,向已知被测成分含量的供试品中精密加入一定量的被测成分对照品进行测定,回收率按下式计算。

$$回收率（\%）= \frac{C-A}{B} \times 100\%$$

式中，A 为供试品所含被测成分量；B 为加入对照品量；C 为实测值。

评价回收率结果一般采用同一浓度供试品6份，或者设计3个不同浓度，每个浓度供试品3份进行测定，计算回收率值（%）以及回收率（%）的相对标准偏差（relative standard deviation，RSD）。需要注意的是，不同浓度对照品的加入量与供试品中被测成分的含有量之和必须在标准曲线的线性范围之内。

2. 精密度（precision） 系指在规定的条件下，同一份均匀供试品，经多次取样测定所得结果之间的接近程度。精密度一般用标准偏差（standard deviation，s 或 SD）或相对标准偏差（RSD）表示，计算公式如下。

$$SD = \sqrt{\frac{\sum（X_i-\overline{X}）^2}{n-1}}$$

$$RSD（\%）= \frac{SD}{\overline{X}} \times 100\%$$

精密度包括重复性、中间精密度和重现性。

在相同操作条件下，较短的时间间隔内，由同一个分析人员连续测定所得结果的精密度称为重复性（repeatability），也称日内精密度或批内精密度。在规定"范围"内，从供试品制备开始，至少制备6份以上供试品溶液（即 $n \geq 6$），或设计3个不同浓度，每个浓度各制备3份供试品溶液（即 $n=9$）进行测定，计算含量的平均值以及相对标准偏差（RSD）。

在同一个实验室，不同时间由不同分析人员用不同设备测定结果之间的精密度，称为中间精密度（intermediate precision）。其中，由同一分析人员用同一设备在不同测定时间所得结果的中间精密度通常称为日间精密度或批间精密度。

在不同实验室由不同分析人员测定结果之间的精密度，称为重现性。当分析方法将被法定标准采用时，应进行重现性试验。如建立药典分析方法时，协同检验及其得出的重现性结果均应记载在药典起草说明中。

3. 线性（linearity） 系指在设计的"范围"内，测定响应值与试样中被测物浓度呈比例关系的程度。线性是定量测定的基础，应在规定的"范围"内测定线性关系。可用同一对照品贮备液经精密稀释，或分别精密称取对照品，制备至少5个浓度对照品溶液的方法进行测定。以测得的响应信号作为被测成分浓度的函数作图，最小二乘法进行线性回归，必要时响应值可经数学转换再进行线性回归。线性关系的数据应包括回归方程、相关系数（r）和线性图。其中，相关系数数值越接近1，表明线性关系越好。

UV法测定时，配制系列浓度的对照品溶液，所测得吸光度 A 一般在 0.3～0.7，浓度点 $n \geq 5$，用对照品溶液的浓度 C 对 A 作线性回归，回归方程的截距应接近零，相关系数应大于0.9999。

HPLC法测定时，用对照品溶液的浓度 C 对峰高 h、峰面积 A 或被测物与内标物的响应值之比进行线性回归,回归方程的截距应接近零,相关系数应大于0.999。

4. 范围(range) 系指分析方法能达到一定精密度、准确度和线性要求时的高低限浓度或量的区间。

在中药及天然药物的分析中,范围应根据分析方法的具体应用和线性、准确度、精密度结果及要求确定。对于有毒的、具特殊功效或药理作用的被测成分,其验证范围应大于被限定含量的区间。

5. 专属性(specificity) 系指在其他成分(如杂质、降解产物等)存在下,采用的分析方法能正确测定被测成分的能力。

如采用色谱法和其他分离方法,应附代表性图谱,以说明方法的专属性,并应标明各成分在图中的位置,色谱法中的分离度应符合要求($R \geqslant 1.5$),空白样品色谱图中应无干扰峰。无法制备空白样品时,可采用二极管阵列和质谱检测样品峰纯度。

6. 检测限(limit of detection, LOD) 检测限系指供试品中被测成分能被检测出的最低浓度或最低量。LOD是一种限度检验效能指标,它反映方法与仪器的灵敏度和噪音的大小,无需定量测定,只要指出高于或低于该规定的浓度或量即可。常用方法包括目视法、信噪比法和标准偏差法。根据所采用的分析方法来确定LOD。

如采用HPLC法和GC法测定时,可应用信噪比法。即用已知低浓度样品测出的信号(S)与空白样品测出的信号(N)进行比较,计算出能被可靠地检测出的最低浓度或量。一般以信噪比$S/N = 3$(或2)时的相应浓度或注入仪器的量确定LOD。

LOD的数据应附测试图谱,说明测试过程和结果。

7. 定量限(limit of quantification, LOQ) 定量限系指供试品中被测成分能被定量测定的最低量,其测定结果应具有一定准确度和精密度。

LOQ与LOD的测定方法相同,只是相应的系数(倍数)不同。常用方法为信噪比法。一般以信噪比$S/N = 10$时相应的浓度或注入仪器的量确定LOQ。

8. 耐用性(robustness) 耐用性系指在测定条件有小的变动时,测定结果不受影响的承受程度,为所建立的方法用于日常检验提供依据。典型的变动因素有:被测溶液的稳定性、样品的提取次数、时间等。HPLC中典型的变动因素有:流动相的组成和pH值、不同品牌或不同批号的同类型色谱柱、柱温、流速等。经试验,测定条件小的变动应能满足系统适用性试验要求,以确保方法的可靠性。

三、中药及天然药物化学成分研究

(Research on Chemical Components of Chinese Materia Medica and Natural Medicines)

我国中药及天然药物化学成分的近代研究和开发是从上世纪20年代研究麻黄碱开始,新中国成立之后,特别是改革开放以来,先进的天然药物研究方法和技术引入到中药现代化进程中,我国的中药及天然药物化学的研究及开发取得了丰硕成果。2015年10月8日,中国科学家屠呦呦由于天然抗疟药物青蒿素的发现而荣获诺贝尔生理学或医学奖,成为是第一位获得诺贝尔科学奖项的中国本土科学家、第一位获得诺贝尔生理医学奖的华人科学家,是中国医学界迄今为止获得的最高奖项,也是中医药成果获得的最高奖项。此外,我国天然药物研发还获得诸多成果：从五味子得到对治疗肝炎有活性的五味子素衍生物，抗肝炎新药-联苯双酯和双环醇；从千层塔中分到治疗早老性痴呆病的石杉碱甲；治疗肠道感染性疾病及代谢性疾病的黄连素；镇痛作用的延胡索乙素；改善微循环、治疗有机磷农药中毒的山莨菪碱；治疗青光眼药物包公藤甲素；治疗心血管病药物葛根素；治疗急性、慢性肝炎和肝硬化的水飞蓟素；抗肿瘤药物斑蝥素、β-榄香烯、冬凌草甲素、人参皂苷Rg3等；研制成功由麝香酮、芳活素、海可素Ⅰ、海可素Ⅱ等配制成的人工麝香；以及治疗自身免疫性疾病红斑狼疮的雷公藤皂苷；从银杏叶中提取分离的多种银杏黄酮苷和银杏内酯用于治疗脑缺血及外周血管病变等。

（一）中药及天然药物化学成分预试验（Preliminary experiment on chemical component of Chinese Materia Medica and natural medicine）

一种中药含有多种化学成分，在深入研究之前应首先应了解其中含有哪些类型的化学成分，以便于根据各类化合物的性质选择合理的研究方法。中药及天然药物化学成分的预试验可分为两类：一类是单项预试验法，即为寻找某类成分而做的有针对性的检查；另一类是系统预试验法，即在未知情况下对中药及天然药物中可能含有的各类成分进行比较全面系统的定性检查。

中药及天然药物化学预试验方法要求简便快速，并力求准确。无论采用哪种方法，都不宜用中药原料直接进行，而且中药各类化学成分之间还可能互相干扰，影响试验结果的正常显示。通常应作预处理，一般先用不同极性的溶剂按照极性递增的顺序分别提取，获得不同极性的提取部位，再对各部位有所侧重的进行各类化学成分的预试验，缩小预试验范围，提高预试验准确度。

预试验原理是根据各部位可能含有的化学成分类型，选择各类成分特有的化学反应，如颜色反应、沉淀反应、荧光性质等做一般性预试。具体操作时一般采用试管或瓷反应板进行实验，因为提取液的颜色通常较深，如果影响对颜色变化的观察，可采用薄层层析（TLC）或纸层析（PC）等方法对提取液进行初步分离后喷洒各类显色剂，再进一步检查。

需要说明的是预试验仅是初步分析，由于很多定性试验并不是完全专一性反应，且中药所含成分复杂，可能互相干扰，所以不能仅仅根据预试验结果即肯定或否定某种成分的存在与否，往往需要通过进一步的化学分离和分析技术做出判断。

1. 样品溶液的制备　利用不同成分在各种溶剂中溶解度的不同，一般采用三种溶剂分别进行初步提取分离后进行预试验。

（1）石油醚提取液　取中药粗粉 1 g，加 10 mL 石油醚（沸程 60～90℃），放置 2～3 小时，过滤，滤液置表面皿上挥发，残留物进行萜类、甾体、挥发油、油脂等成分的检查，见表 4-1。

表 4-1　石油醚提取液中成分检查

主要成分类型	试 验 方 法
甾体或三萜类	醋酐-浓硫酸试验 25% 钼磷酸试剂
挥发油和油脂	石油醚滴于滤纸上，观察有无油斑并在加热后能否挥发

（2）乙醇提取液　取中药粗粉 10 g，加 5 倍～12 倍的 95% 乙醇，在水浴上加热回流 1 小时，过滤。滤液（提取液①）可直接进行酚类、鞣质、有机酸等成分的检查。然后将滤液减压浓缩成浸膏，加少量 2%—5% 盐酸搅拌过滤，分取酸液（提取液②）进行生物碱的预试验。残留浸膏分为两部分：一部分以少量乙醇溶解，溶液（提取液③）可作黄酮、蒽醌及其苷类等成分的检查；另一部分以少量的乙酸乙酯溶解，溶液置分液漏斗中加适量 5% 氢氧化钠振摇，使酚性物质及有机酸等转入下层氢氧化钠水溶液中，分取乙酸乙酯层，用蒸馏水洗至中性，则主要含有中等极性非酸性成分，水浴上蒸干，以适量乙醇溶解（提取液④）可进行香豆素、萜类及萜类内酯、甾体化合物等成分的检查，见表4-2。

表4-2　乙醇提取液中成分检查

提取液	主要成分类型	试　验　方　法
①	酚类	1% 三氯化铁试剂
	鞣质	1% 三氯化铁试剂
	有机酸	溴甲酚蓝试剂
②	生物碱	碘化铋钾试剂
		硅钨酸试剂
		鞣质试剂
		苦味酸试剂
③	黄酮	1% 三氯化铁试剂
		盐酸-镁粉反应
		10% 氢氧化钾
	蒽醌	0.5% 醋酸镁
		氨蒸汽熏
		开环与闭环反应
④	香豆素与萜类内酯	氨基安替比林-铁氰化钾呈色反应
		羟胺反应
		Kedde 试剂
	强心苷	三氯乙酸试剂
		苦味酸试剂

（3）水浸液　取中药粗粉 10 g，加水 100 mL，室温浸泡过夜，或在 50～60℃ 的水浴上加热 1 小时，过滤，滤液供糖类、苷类、有机酸、皂苷、酚类、鞣质、氨基酸、多肽、蛋白质、生物碱等成分的检查，见表4-3。

表4-3　水提取液中成分检查

主要成分类型	试　验　方　法
糖	酚醛缩合反应
	菲林试剂
有机酸	pH 试纸反应
	溴甲酚蓝试剂

续　表

主要成分类型	试 验 方 法
酚类	1%三氯化铁试剂
鞣质	1%三氯化铁试剂
	明胶试剂
氨基酸	茚三酮试剂
蛋白质	双缩脲反应
	酚醛缩合反应
苷类或多糖	加6 mL盐酸酸化,加热煮沸数分钟,冷后观察有无絮状沉淀
	菲林试验
皂苷	泡沫试验
	碘化铋钾试剂
生物碱	硅钨酸试剂

　　如所研究中药的化学成分未知,可顺次作上述三种提取,即石油醚提取后,药材挥干石油醚再用95%乙醇提取,药渣再用水提取,分别检查各提取部位的主要成份。

　　各类化学成分的薄层色谱或纸色谱预试条件见表4-4,并可根据具体对象适当调整展开剂的比例。

表4-4　各类化学成分的展开剂

化合物类别	色谱种类	展 开 条 件	显 色 剂
酚类化合物	硅胶薄层色谱	氯仿-丙酮(8:1)	1%三氯化铁乙醇液
有机酸	硅胶薄层色谱	氯仿-丙酮-甲醇-乙醇(7:2:1.5:0.5)	溴甲酚蓝
氨基酸	纸色谱	正丁醇-乙酸-水(4:1:5,上层)	茚三酮
生物碱	硅胶薄层色谱	氯仿-甲醇(9:1)	碘化铋钾;氨熏
强心苷	纸色谱	氯仿-丙酮-甲醇-甲酰胺(8:2:0.5:0.5)	占吨氢醇
甾体三萜	硅胶薄层色谱	氯仿-丙酮(8:2)	硫酸-醋酐;5%硫酸乙醇
蒽醌	硅胶薄层色谱	环己烷-乙酸乙酯(7:3)	氨熏
挥发油	硅胶薄层色谱	石油醚 石油醚-乙酸乙酯(85:15)	香草醛-浓硫酸
香豆素	硅胶薄层色谱	正丁醇-乙酸-水(4:1:1)	喷5%氢氧化钾甲醇液喷前、后,紫外灯下看荧光
黄酮苷及苷元	纸色谱	乙酸-水(15:85) 正丁醇-乙酸-水(4:1:1)	三氯化铝
糖	纸色谱	正丁醇-乙酸-水(4:1:1) 乙酸乙酯-吡啶-水(2:1:2)	苯胺邻苯二甲酸试剂

2. 各类成分的预试验方法

（1）检查生物碱 生物碱在酸性水或稀醇中与某些试剂生成难溶于水的复盐或络合物。取酸性醇提取液，先用稀调至中性，水浴蒸干，再加5%硫酸溶解残渣，过滤，取滤液供预试验使用。① 碘化汞钾试剂（Mayer试剂）：取滤液1 mL，加入试剂1滴～2滴，如有浅黄色和白色沉淀，可能有生物碱。② 碘化铋钾试剂（Dragendörff试剂）：取滤液1 mL，加入试剂1滴～2滴，如有红色沉淀产生，可能有生物碱存在。③ 硅钨酸试剂：取滤液1 mL，加入试剂1滴～2滴，如有浅黄色或灰白色沉淀，可能含有生物碱。

注意： 生物碱沉淀反应要在酸水或酸性稀醇中进行，因为生物碱和生物碱沉淀试剂均可溶于其中，使反应易于进行且反应结果易于判断。但苦味酸试剂可在中性条件下进行。利用沉淀反应鉴别生物碱时，应注意假阴性和假阳性反应。仲胺一般不易与生物碱沉淀试剂反应。如麻黄碱。水溶液中如有蛋白质、多肽、鞣质亦可与此类试剂产生阳性反应，故应在被检液中除掉这些成分。除掉方法是将酸水提取液碱化，以氯仿萃取，分取氯仿层，再用酸水萃取氯仿层，此酸水层除去了上述水溶性干扰物质，可作为沉淀反应用溶液。此外，对生物碱定性鉴别时，应用三种以上试剂分别进行反应，均阳性或阴性方有可信性。

（2）检查氨基酸、多肽和蛋白质 ① 双缩脲试验（Biuret反应）：取1%硫酸铜溶液与1%氢氧化钠溶液各1 mL混合。取1 mL冷水浸液，加入上述试剂，摇动后如显紫红色，表示含多肽或蛋白质。② 茚三酮试剂（Ninhydrin试剂）：取冷水浸液1 mL，加入0.2%茚三酮乙醇溶液2～3滴，摇匀，在沸水浴中加热五分钟，冷却后，如显蓝色或蓝紫色，表明含有氨基酸，多肽或蛋白质。

（3）检查有机酸 ① 用pH试纸检查：将热水提取液和乙醇提取液分别用pH试纸检查，如呈酸性，则可能含有游离酸或酚性化合物。② 溴酚蓝试剂：取少量乙醇提取液点于滤纸片上，喷洒0.1%溴酚蓝试剂，如在蓝色背景上显黄色斑点，表明可能含有机酸（如不明显，可再喷洒氨水；然后暴露在盐酸气体中，背景逐渐由蓝色变为黄色，而有机酸斑点为蓝色）。

（4）检查酚类化合物和鞣质 ① 1%三氯化铁试剂：取乙醇提取液1 mL，提取液如为酸性，即可直接进行检查，如为碱性，可加乙酸酸化后，再加三氯化铁试剂1滴～2滴，如呈蓝墨绿色或蓝紫色，证明可能含有酚类或鞣质。② 香草醛-盐酸试剂：将乙醇提取液点在滤纸片上，干燥后，喷洒香草醛-盐酸试剂，如呈不同程度的红色，表明具有间苯二酚结构的化合物。③ 三氯化铁-铁氰化钾试剂：将乙醇提取液点在滤纸片上，喷洒三氯化铁-铁氰化钾试剂，如呈蓝色斑点，证明可能含鞣质、酚类或还原性化合物。为了进一步确证是一般酚类化合物还是鞣质，可利用鞣质与生物碱或明胶产生沉淀而除去鞣质后进行试验（生物碱可选择0.1%咖啡碱水溶液）。

（5）检查还原糖、多糖和苷 ① 裴林试剂（Fehling试剂）：取热水浸液1 mL，加入新配制的裴林试剂4滴～5滴，在沸水浴上加热数分钟，如产生红棕色沉淀，证明含有还原糖或其他还原性物质。为了检查多糖和苷，另取4 mL水浸液，加1 mL裴林试剂，在沸水浴上加热十分钟，滤去沉淀，滤液用10%盐酸酸化后，再加入过量的盐酸1 mL，于沸水浴上加热半小时，如有混悬物析出表明可能有苷元，滤去沉淀，加10%氢氧化钠呈碱性，再加入裴林试剂，加热十分钟，如有红棕色沉淀，表示可能有多糖或苷。② α-萘酚试验（Molish反应）：取水提液或乙醇提取液，加入5%α-萘酚乙醇液2滴～3滴，摇匀，沿试管壁缓缓加入少量浓硫酸，如在浓硫酸的接触面产生紫红色环，证明含有糖类、多糖或苷类。③ 邻苯二甲酸苯胺试剂：将冷水浸液点在滤纸片上，喷洒邻苯二甲酸苯胺试剂，在105℃加热数分钟，显棕色或棕红色即证明含有还原糖。

（6）**检查皂苷**　① 泡沫试验　取热水提取液1 mL～2 mL于试管内，激烈振摇，如产生多量蜂窝状泡沫，放置十分钟以上，甚至加入乙醇，泡沫也不明显地减少，表示含有皂苷。② 乙酸酐-浓硫酸反应（Liebermann-Burchard反应）：取乙醇提取液1～2 mL，挥去乙醇，残渣溶解或悬浮于乙酸酐中，滴加1滴浓硫酸，如呈紫红色，并且在溶液上层逐渐变绿，证明含有甾体、三萜类或皂苷。

（7）**检查甾体及三萜类化合物**　乙酸酐浓硫酸试验：取乙醇提取液3 mL，将溶剂蒸去，于残渣中加1 mL冰乙酸使其溶解，再加1 mL乙酸酐，最后滴入1滴浓硫酸，试管颜色逐渐由黄→红→紫→蓝墨绿，表明含有甾体皂苷元、甾醇或三萜类化合物，其中甾体化合物颜色变化较快，而三萜类化合物颜色变化较慢。

（8）**检查黄酮类化合物**　① 盐酸—镁粉反应：取乙醇提取液1 mL于试管中，加镁粉少许，再滴入浓盐酸数滴（必要时在沸水中加热3分钟）如显红-紫颜色，说明可能有黄酮类化合物存在。② 碱液试验：取乙醇提取液点于滤纸片上，与氨蒸气接触，如显黄色，当滤纸离开蒸气数分钟后，黄色又消褪，说明可能有黄酮类化合物存在。③ 1%的三氯化铝乙醇溶液：将样品点在滤纸片上，喷洒此试剂，干燥后，如呈黄色斑点，而于紫外灯光下如呈极明显之黄色或黄绿色荧光，说明可能有黄酮类化合物存在。

（9）**检查内酯、香豆素及其苷**　① 取乙醇提取液及水提取液点于滤纸片上，放在紫外灯光下观察，如有蓝色荧光，加碱后，变成黄色荧光，表明可能含有香豆素及其苷类。② 重氮化试验：取乙醇提取液1 mL，加等量3%碳酸钠溶液于水浴上煮沸三分钟，冷却后，加新配制的重氮化试剂1滴～2滴，如显红色，表明可能含有香豆素及其苷类。③ 异羟肟酸铁试验（内酯的反应）：取乙醇提取液1 mL，加5滴盐酸羟胺的饱和乙醇液和10滴氢氧化钠的饱和乙醇液，加温至反应开始（有气泡产生），冷却，加5%盐酸使成弱酸性，再加5滴1%三氯化铁溶液，如有橙红色或紫色反应，表明含有酯、内酯、香豆素及其苷类。

（10）**检查强心苷**　① 碱性3,5-二硝基苯甲酸试剂（Kedde试剂）：取乙醇提取液0.5 mL，加Kedde试剂3滴～4滴，如呈红色或紫色，表明可能含强心苷。② 碱性苦味酸试剂（Baljet试剂）：取乙醇提取液1 mL，加入Baljet试剂1滴，如呈橙色或红色反应，表明可能含强心苷。③ 亚硝酰铁氰化钠试剂：取乙醇提取液1 mL，在水浴上蒸干，用1 mL吡啶溶解残渣，加入0.3%亚硝酰铁氰化钠溶液4滴～5滴，混匀，再加入10%氢氧化钠溶液1滴～2滴，摇匀，如呈红色反应，而颜色又逐渐消失，表明可能含有强心苷。

（11）**检查蒽醌类**　① 1%硼酸水溶液：将乙醇提取液点于滤纸片上，喷洒1%硼酸水溶液，如呈黄橙、红色或荧光表明含蒽醌及其苷类。② 5%氢氧化钾溶液：将乙醇提取液点于滤纸片上，喷洒5%氢氧化钾水溶液，如呈黄橙、红色或荧光表明含蒽醌及其苷类。③ 碱性试验：取乙醇提取液1 mL，加入1%氢氧化钠1 mL，如产生红色，加入少量30%过氧化氢液，加热后，红色不褪，用酸液酸化，如红色消褪，表明含有蒽醌及其苷类。

（12）**检查挥发油**　水浸液如有香味，表示可能含挥发油。将乙醇提取液滴于滤纸片上，如纸片上的油斑能在大气中自然挥发，就可能含有挥发油。

（二）中药化学成分的一般研究方法（General research method of chemical component of Chinese Materia Medica and natural medicine）

中药化学成分的一般研究方法主要包括三方面研究：提取方法，分离精制方法和结构鉴定。中药有效成分的提取分离是研究中药化学成分的基础。提取分离方法应根据被提取成分的主要理化性质和考虑各种提取分离技术的原理和特点进行选定，使所需要的成分能充分地得到提取和分离。因此，提取分离出有效成分的单体并进行化学结构鉴定，或制备其特定有效部位并测定其化学组成，是中药化学研究的重要任务之一，也是一项比较困难而又细致的工作。

1. 提取方法 植物体内的成分较为复杂，其中有药用价值的是生物碱、萜类、甾体、苷类、黄酮体、蒽醌、香豆素、有机酸、氨基酸、单糖、低聚糖、多糖、蛋白质、酶及鞣质等。而纤维素、叶绿素、蜡、油脂、树脂和树胶等有经济价值的成分，在研究中药化学活性成分时一般作为杂质除去。

常用的经典提取方法包括水提取法、有机溶剂提取法和水蒸气蒸馏等。水提取法和水蒸气蒸馏法的相关知识可以参考本书"实验二"部分。使用有机溶剂提取法时，要根据化学成分的类型。根据相似相溶原理，来选取相应的提取溶剂。一般常用的有机溶剂以及化学成分极性见表4-5。

表4-5 中药化学成分的极性及常用的提取溶剂

极 性	中药化学成分类型		常用的提取溶剂
强亲脂性	挥发油、脂肪油、蜡、脂溶性色素、甾醇类、部分苷元		石油醚、己烷
亲脂性	苷元、生物碱、树脂、醛、酮、醇、醌、有机酸、部分苷类		乙醚、氯仿
中等极性	小	部分苷（强心苷等）	氯仿∶乙醇
	中	部分苷（黄酮苷等）	乙酸乙酯
	大	部分苷（皂苷、蒽醌苷等）	正丁醇
亲水性	部分大极性苷、糖类、氨基酸、部分生物碱盐		丙酮、乙醇、甲醇、
强亲水性	蛋白质、黏液质、果胶、糖类、氨基酸、无机盐		水

2. 分离精制方法 天然药物化学成分的分离方法很多，分离原理通常是根据天然药物中各化学成分在溶解度、两相溶剂中分配系数、吸附性、解离程度和分子大小等性质上的差异进行分离。初步纯化时，一般采用有机溶剂萃取法、沉淀法、酸碱处理法，也可以采用大孔树脂、聚酰胺等色谱分离法等；为了进一步精制或获得单体化合物，色谱分离法最为常用。柱色谱法包括常压、低压、中压和高压柱色谱法。装填色谱柱的材料包括硅胶、氧化铝、葡聚糖凝胶、C18键合硅胶等。柱色谱的洗脱剂（或流动相）通常为有机溶剂的混合物或水和极性有机溶剂（如甲醇、乙腈）的混合物。硅胶柱色谱是经常使用的正相柱色谱法，洗脱剂（或流动相）是有机溶剂的混合物。C18柱色谱是经常使用的反相柱色谱法，洗脱剂（或流

动相）是甲醇-水或乙腈-水的混合物。薄层色谱法在中药化学成分的研究中，主要用于化学成分的预试、化学成分的鉴定及摸索柱色谱分离的条件。用薄层色谱法进行中药化学成分检识，可依据各类成分的性质及文献报道的色谱条件有针对性地进行。

3. 理化数据、波谱数据的测定与结构鉴定　从中药中经过提取、分离、精制得到的有效成分单体，必须鉴定或测定其化学结构，为深入探讨有效成分的生物活性、构效关系、体内代谢、结构改造、化学全合成等研究提供必要的依据。

得到的化合物首先需要进行干燥（玻璃干燥器或真空干燥箱中干燥），然后进行理化常数、波谱数据的测定和结构鉴定，以便对该成分进行进一步的研究工作。

熔点测定是鉴定结晶纯度方法之一。化合物的熔点是一个大致范围，在此范围内化合物由固相变为液相，这一过程有时伴随有化合物的分解。纯的天然物质结晶一般有一定的熔点和较小的熔距，当化合物中含有少量杂质会使实测熔点值降低。一些天然物质的分解点距离比较长或不容易看清楚；有些则在加热过程中色泽逐步变深，最后到分解，看不清收缩点。有些立体异构体和非常类似的混合物熔距也是很短。还有些天然物质具有双熔点特性，即在某一温度已经全部熔化，当温度继续上升时又固化，然后在某一更高温度时又熔化或分解。

也可以在至少3种展开系统下进行薄层色谱，检测是否是单一斑点来初步判断纯度。

中药化学成分的结构鉴定除理化常数和化学法鉴定外，波谱解析法（包括红外、紫外、核磁共振和质谱等）近年来发展迅速，加上单晶X-衍射等方法，使鉴定质量和速度大为提高。运用紫外光谱、红外光谱、核磁共振和质谱数据，进行综合解析，能迅速地确定一个化合物的分子式和结构，且用量在毫克乃至微克水平。

四、中药及天然药物制剂的制备工艺研究

（Research on Preparation Technology of Chinese Materia Medica and Natural Medicine Preparations）

制备工艺是天然药物新药研究的一个重要环节。制备工艺研究应进行剂型选择、工艺路线设计、工艺技术条件筛选和中试等系列研究，并对研究资料进行整理和总结，使制备工艺做到科学、合理、先进、可行，使研制的新药达到安全、有效、可控和稳定。制备工艺研究应尽可能采用新技术、新工艺、新辅料、新设备，以提高中药制剂研究水平。同时，药品上市后的价格以成本为基础，并受患者的承受力和竞争药品价格的影响。在确定制备工艺路线时，也需要进行经济效益分析与预测。

制备工艺研究资料一般应包括制剂处方、制法、工艺流程、工艺合理性研究、中试资料及参考文献等内容。工艺合理性研究应包括剂型选择、提取、分离与纯化、浓缩与干燥及成型工艺等。

（一）中药及天然药物制剂的原料（Raw materials of Chinese Materia Medica and natural medicine preparations）

中药、天然药物制剂的原料包括中药材、中药饮片、提取物和有效成分。为保证中药新药的科学性、有效性、安全性和可控性，应对原料进行必要的前处理。

中药材品种繁多，来源复杂，即使同一品种，由于产地、生态环境、栽培技术、加工方法

等不同,其质量也有明显的差别;同时中药提取物、有效成分等原料也存在着一定的质量问题。为了保证投料准确,制剂质量均一,应对制剂的原料进行鉴定和检验。检验合格后方可投料。

在完成了药材或中药饮片的鉴定之后,应根据制剂的要求以及原料的质地、特性的不同和提取方法的需要,对药材或饮片进行必要的炮制与加工,即净制、切制、炮炙、粉碎等。

(二)提取纯化工艺研究(Research on extraction and purification technologies)

1. 评价指标选择的依据 在提取过程中,既要尽可能多地提取处方中的有效成分,又要尽量去除无效成分、杂质及毒害性物质,减少服用剂量,便于制剂成型。

评价指标选择一般须遵循以下原则:① 处方中已知有效成分明确的,可以主要以含量为评价指标,应根据功能主治,明确组方结构,尽量选择君药、臣药的主要有效成分含量作为工艺筛选研究的评价指标,同时应兼顾有效成分或有效部位收率的高低和杂质的多少。② 对于经典名方或有临床疗效支持的验方、医院制剂,工艺路线设计时应兼顾临床用药习惯。③ 当主要药效有成熟模型时,可以结合药效实验,进一步验证优选工艺条件的合理性。④ 优选的工艺条件与原工艺相比,应能达到优效或等效,并便于制剂成型;否则不能支持提取纯化工艺的合理性。

2. 提取工艺研究 中药成分复杂、药效各异,组成复方并非药物简单相加,因此对复方中药一般应复方提取。在工艺设计前应根据方剂的功能、主治,通过文献资料的查阅,分析每味中药的有效成分与药理作用;结合临床要求与新药类别、所含有效成分或有效部位及其理化性质;再根据提取原理与预试验结果,选择适宜的提取方法,设计合理的工艺路线,并应提供设计依据。

在提取工艺路线初步确定后,应充分考虑可能影响提取效果的因素,进行科学、合理的试验设计,采用准确、简便、具代表性、可量化的综合性评价指标与方法,优选合理的提取工艺技术条件。在有成熟的相似技术条件可借鉴时,也可通过提供相关文献资料,作为制订合理的工艺技术条件的依据,合理的提取工艺应达到同类研究先进水平。

常用的提取溶剂:水、乙醇。

常用提取方法的选择:煎煮法、浸渍法、渗漉法、回流法、水蒸气蒸馏法、超临界提取、微波提取等。

3. 分离与纯化工艺研究 分离与纯化工艺包括两方面:一是应根据粗提取物的性质,选择相应的分离方法与条件,以得到药用提取物质;二是将无效和有害组分除去,尽量保留有效成分或有效部位,可采用各种净化、纯化、精制的方法,为不同类别新药和剂型提供合格的原料或半成品。方法的选择应根据新药类别、剂型、给药途径、处方量及与质量有关的提取成分的理化性质等方面的不同差异,应设计有针对性的试验,考察纯化精制方法各步骤的合理性及所测成分的保留率,提供纯化物含量指标及制订依据。对于新建立的方法,还应进行方法的可行性、可靠性、安全性研究,提供相应的研究资料。

如选择应用较多的水醇法来进行精制,应考虑以下影响因素:提取液经浓缩后的相对密度、加入乙醇的方法(如加入速度、搅拌速度)、加入乙醇的浓度、加入乙醇的量或加入乙醇后的溶液含醇量、操作的温度、醇沉的时间等。

4. 浓缩与干燥工艺研究　浓缩与干燥应根据制剂的要求、物料的性质及影响浓缩、干燥效果的因素,优选方法与条件,使达到一定的相对密度或含水量,以便于制剂成型,并确定主要工艺环节及其工艺条件与考察因素。同时应注意保持有效成分的相对稳定,考虑其在浓缩、干燥过程中可能受到的影响(如含有受热不稳定的成分,可做热稳定性考察,并对采用的工艺方法进行选择,对工艺条件进行优化)。由于浓缩与干燥的方法、设备、程度及具体工艺参数等因素都会直接影响药液中有效成分的稳定,在工艺研究中宜结合制剂的要求对其进行研究和筛选。

5. 工艺参数的确定　中药前处理方法的选用,应根据药材所含成分理化性质、制剂所选剂型及成型工艺要求综合考虑,并需进行必要的实验研究确定工艺参数。如:提取工艺中煎煮或回流提取工艺中提取溶媒(包括溶媒浓度及用量)、提取次数、提取时间均应明确,渗漉提取中应明确渗漉溶媒(包括溶媒浓度)、溶媒用量或渗漉液收集量。纯化工艺中醇沉后的应明确含醇量;柱分离工艺中分离介质种类、用量、径高比,洗脱溶媒种类、用量、流速、上样量等均应明确。

(三)成型工艺研究的基本要求(General requirements for dosage formulation)

选择或创制药物剂型既要适应药物的性质,又要满足临床用药要求,还应结合生产等因素进行全面考虑,力求使研制出的新药符合"三小"(剂量小、毒性小、副作用小)、"三效"(高效、速效、长效)、"五方便"(服用方便、携带方便、存储方便、生产方便、运输方便)的标准。

制剂成型工艺是将半成品与辅料进行加工处理,制成剂型并形成最终产品的过程。一般应根据物料特性,通过试验选用先进的成型工艺路线。处理好与制剂处方设计间的关系,筛选各工序合理的物料加工方法与方式,应用相应的先进成型设备,选用适宜的成品内包装材料,提供详细的成型工艺流程、各工序技术条件试验依据等资料。

制剂成型性研究包括剂型选择的依据、制剂处方设计和制剂成型工艺研究等基本内容。

1. 剂型因素影响　包括:① 剂型及其制剂可以控制药物显效的速度与作用部位。临床疾病有缓有急,对于急性病,可以通过成型技术将药品制成迅速显效的剂型,如注射剂、气雾剂、舌下片等速效剂型;对于慢性病,则可制备成丸剂、混悬剂、缓释片剂、缓释胶囊剂等缓释延效剂型。② 制剂处方、工艺(即成型技术)可影响药物疗效。③ 不同剂型可以使同一药物显现不同的治疗作用。如盐酸吐根碱,将其制备成散剂或溶液剂,口服具有催吐作用;若将其制备成注射剂,则可治疗阿米巴痢疾。

剂型选择应根据药味组成并借鉴用药经验,以满足临床医疗需要为宗旨,在对药物理化性质、生物学特性、剂型特点等方面综合分析的基础上进行。在新药申报过程中,应提供具有说服力的文献依据和(或)试验资料,充分阐述剂型选择的科学性、合理性及必要性。

(1)临床需要及用药对象　应考虑不同剂型可能适用于不同的临床病症需要,以及用药对象的顺应性和生理情况等。

(2)药物性质及处方剂量　中药有效成分复杂,各成分溶解性、稳定性,在体内的吸收、分布、代谢及排泄过程各不相同,应根据药物的性质选择适宜的剂型。选择剂型时,还考虑处方量、半成品量及性质、临床用药剂量及不同剂型的载药量。

（3）**药物的安全性** 在选择剂型时须充分考虑药物安全性。应在比较剂型因素产生疗效增加的同时，关注可能产生的安全隐患（包括毒性和副作用），并考虑以往用药经验和研究成果。

2. 制剂处方研究 制剂处方设计是根据半成品性质、剂型特点、临床要求、给药途径等筛选适宜的辅料及确定制剂处方的过程。原则上，应首先研究制剂成型性、稳定性、有关原辅料的物理化学性质及其影响因素，再根据在不同剂型中各辅料作用的特点，建立相应的评价指标与方法，有针对性地筛选辅料的种类与用量。制剂处方量应以1000个制剂单位（片、粒、克、毫升等）计，并写出辅料名称及其用量，明确制剂分剂量与使用量确定的依据。最终应提供包括选择辅料的目的、试验方法、结果（数据）与结论等在内的研究资料。

（1）**制剂处方前研究** 制剂处方前研究是制剂成型研究的基础，其目的是保证药物的稳定、有效，并使制剂处方和制剂工艺适应工业化生产的要求。一般在制剂处方确定之前，应针对不同药物剂型的特点及其制剂要求，进行制剂处方前研究。

制剂原料的性质对制剂工艺、辅料、设备的选择有较大的影响，在很大程度上决定了制剂成型的难易。在中药、天然药物制剂处方前研究中，应了解制剂原料的性质。例如，用于制备固体制剂的原料，应主要了解其溶解性、吸湿性、流动性、稳定性、可压性、堆密度等内容；用于制备口服液体制剂的原料，应主要了解其溶解性、酸碱性、稳定性以及嗅、味等内容，并提供文献或试验研究资料。

以有效成分或有效部位为制剂原料的，应加强其与辅料的相互作用的研究，必要时还应了解其生物学性质。

（2）**辅料的选择** 辅料除具有赋予制剂成型的作用外，还可能改变药物的理化性质，调控药物在体内的释放过程，影响甚至改变药物的临床疗效、安全性和稳定性等。新辅料的应用，为改进和提高制剂质量，研究和开发新剂型、新制剂提供了基础。在制剂成型工艺的研究中，应重视辅料的选择和新辅料的应用。

所用辅料应符合药用要求。辅料选择一般应考虑以下原则：满足制剂成型、稳定、作用特点的要求，不与药物发生不良相互作用，避免影响药品的检测。考虑到中药、天然药物的特点，减少服用量，提高用药对象的顺应性，应注意辅料的用量，制剂处方应在尽可能少的辅料用量下获得良好的制剂成型性。

（3）**制剂处方筛选研究** 制剂处方筛选研究，可根据药物、辅料的性质，结合剂型特点，采用科学、合理的试验方法和合理的评价指标进行。制剂处方筛选研究应考虑以下因素：临床用药的要求、制剂原辅料性质、剂型特点等。通过处方筛选研究，初步确定制剂处方组成，明确所用辅料的种类、型号、规格、用量等。

在制剂处方筛选研究过程中，为减少研究中的盲目性，提高工作效率，获得预期的效果，可在预实验的基础上，应用各种数理方法安排试验。如采用单因素比较法，正交设计、均匀设计或其他适宜的方法。

3. 制剂成型技术 制剂成型工艺研究，是按照制剂处方研究的内容，将制剂原料与辅料进行加工处理，采用客观、合理的评价指标进行筛选，确定适宜的辅料、工艺和设备，制成一定的剂型并形成最终产品的过程。通过制剂成型研究进一步改进和完善处方设计，最终确定制剂处方、工艺和设备。

（1）**制剂成型工艺研究的原则**　制剂成型工艺研究一般应考虑成型工艺路线和制备技术的选择,应注意实验室条件与中试和生产的衔接,考虑大生产制剂设备的可行性和适应性。对单元操作或关键工艺,应进行考察,以保证质量的稳定。应提供详细的制剂成型工艺流程,各工序技术条件试验依据等资料。在制剂过程中,对于含有有毒药物以及用量小而活性强的药物,应特别注意其均匀性。

（2）**制剂成型工艺研究评价指标的选择**　制剂成型工艺研究评价指标的选择是确保制剂成型研究达到预期目的的重要内容。制剂处方设计、辅料筛选、成型技术、制剂设备等的优选应根据不同药物及其剂型的具体情况,选择评价指标,以进行制剂性能与稳定性评价。

评价指标应是客观的、可量化的。量化的评价指标对处方设计、筛选、制剂生产具有重要意义。例如,颗粒的流动性、与辅料混合后的物性变化、物料的可压性、吸湿性等可作为片剂成型工艺的考察指标的主要内容。对于口服固体制剂,有时还需进行溶出度的考察。

（3）**制剂技术与制剂设备**　制剂处方筛选、制剂成型均须在一定的制剂技术和设备条件下才能实现。在制剂研究过程中,特定的制剂技术和设备往往可能对成型工艺,以及所使用辅料的种类、用量产生很大影响,应正确选用。固定所用设备及其工艺参数,以减少批间质量差异,保证药品的安全、有效及其质量的稳定。先进的制剂技术以及相应的制剂设备,是提高制剂水平和产品质量的重要方面,也应予以关注。

（四）中试生产与工艺验证（Pilot production and process procedure validation）

1. 中试生产　中药、天然药物中试研究,指在实验室完成系列工艺研究后,采用与生产基本相符的条件进行工艺放大研究的过程,是对实验室工艺合理性研究的验证与完善,是保证工艺达到生产可操作性的必经环节。中试生产是从实验室过渡到工业生产必不可少的重要环节,是两者之间的桥梁。中试生产既是小试的扩大,又是工业生产的缩影。

中药制药的实验室研究结果由于受条件限制,样本量小,代表性相对较差。因此,应以中试研究的实际生产情况,适当调整工艺路线,并以多批中试数据为依据,修订有关工艺技术参数,为拟定生产工艺技术条件奠定基础,使中试成为实验室工艺合理性研究的验证、修订、补充和提高。同时,中试也可为大生产设备选型提供依据。

中试研究一般应考虑如下三方面的问题:

（1）**生产规模**　通常情况下,中试批量应为制剂处方量的10倍以上,或大生产批量的1/10,可作为确定中试批量的参考。装量大于或等于100mL的液体制剂应适当扩大中试规模;以有效成分、有效部位为原料或以全生药粉入药的制剂,可适当降低中试研究的投料量,但均要达到中试研究的目的。半成品率、成品率应相对稳定。

（2）**工艺与设备及其性能的适应性**　实验室受设备条件及其性能的限制,探索出的制备工艺常会因中试条件的改善有所变动。如片剂、颗粒剂的制粒工艺,实验室多以小样本手工湿法制粒筛选赋形剂的组成与用量,而中试生产一般使用小型混合机、颗粒机,其混合、制粒条件易于控制,质量有所提高,相应工艺条件要加以修订,最终工艺技术条件应以此为准。若采用一步制粒法,原来手工湿法制粒则需做较大的调整。

（3）**其他**　加强半成品产量、质量对比分析,可为制订制法（大生产）关键工艺技术条件提供可靠依据。与样品含量测定相关的药材,应提供所用药材及中试样品含量测定数据,并计算转移率。

2. 工艺验证   验证是一种有文件证据的活动,收集并评估从工艺设计阶段一直持续到中试及生产的数据,用这些数据确定科学依据以证明该工艺能始终如一地生产出符合其预定标准与质量属性的产品。验证在全球医疗保健业的起源可以追溯至20世纪70年代初期终端灭菌工艺失败的案例,如美国雅培和百特的大容量注射剂的灭菌问题。美国FDA于1987年颁布了第一版的工艺验证一般指导原则,并经数次修订,不断完善。FDA有权力和责任检查和评估生产厂家所实施的工艺验证,有效的工艺验证对保证药品质量做出了重要贡献。基于质量保证基本原则的共识包括:① 药品的质量、安全性和有效性是通过设计或构建而"注入"产品的。② 仅仅对过程和终产品进行检查或测试,药品质量不能得到充分的保证。③ 对每一步的生产工艺进行控制,以确保终产品符合所有设计特性,以及包括质量标准在内的质量参数。

工艺验证涉及整个产品生命周期和生产中发生的一系列活动。可分为三个阶段:① 工艺设计:在开发和工艺放大活动过程中得到的经验以确定工业化生产工艺。② 工艺评价:在此阶段,对已经设计的工艺进行确认,以确认工艺是否具备可重现的商品化制造能力。③ 持续工艺确证:即工艺的可控性在日常生产中得到持续的保证。

经工艺生产出任何批次产品经过商业流通给消费者使用之前,生产商应在生产工艺性能方面取得高度保证,以始终如一地生产出满足与鉴别、含量、质量、纯度和效价相关的那些属性的原料药和药品。

中药的新药研发和生产应参考和遵循工艺验证的理念和原则,并不断规范。

(五)药品包装(Drug packaging)

包装系统是指容纳和保护药品的所有包装组件的总和,包括直接接触药品的包装组件和次级包装组件。包装系统一方面为药品提供保护,以满足其预期的安全有效性;另一方面还应与药品具有良好的相容性,即不能引入可引发安全性风险的浸出物,或引入浸出物的水平不符合安全性要求。对药品来说,包装应适用于其预期的临床用途,并应具备如下特性:保护作用、相容性、安全性与功能性。

1. 药品包装材料的分类   根据国家食品药品监督管理局颁布的《直接接触药品的包装材料和容器管理办法》,药品包装材料产品分为Ⅰ、Ⅱ、Ⅲ三类:Ⅰ类药包材,指直接接触药品且直接使用的药品包装用材料、容器;Ⅱ类药包材,指直接接触药品,但便于清洗,在实际使用过程中,经清洗后需要并可以消毒灭菌的药品包装用材料、容器;Ⅲ类药包材,指Ⅰ、Ⅱ类以外其他可能直接影响药品质量的药品包装用材料、容器。

2. 药品包装材料的选择原则   药品包装自药品生产出厂、储存、运输,到药品使用完毕,在药品有效期内,发挥着保护药品质量、方便医疗使用的功能。因此,选择药品包装,必须根据药品的特性要求和药包材的材质、配方及生产工艺,选择对光、热、冻、放射、氧、水蒸气等因素屏蔽阻隔性能优良,自身稳定性好、不与药品发生作用或互相迁移的包装材料和容器,使药品在生产、运输、贮藏及临床使用过程中,包装容器和密封件应该不与被包装的药品产生反应,不吸附药品,包装材料不能进入药品,必须使药品在规定的货架寿命期内保持药效、质量、纯度、均一性和安全性符合要求,有效地保证用药安全。

3. 药品包装材料与药物相容性试验 药品包装材料对保证药品的稳定性起着重要作用,因而药用包装材料将直接影响用药的安全性。直接接触药品的包装材料、容器是药品的一部分,尤其是药物制剂中,一些剂型本身就是依附包装而存在。由于药品包装材料(容器)组成配方、所选择的原辅料及生产工艺的不同,导致不恰当的材料引起活性成分的迁移,吸附甚至发生化学反应,使药物失效,有的还会产生严重的副作用。

因此,在为药品选择包装容器(材料)之前,必须通过检验证实其是否适用于预期用途,必须充分评价其对药物稳定性的影响,评定其在长期的贮存过程中,在不同环境条件下(如温度、湿度、光线等),在运输使用过程中(如与药物接触反应、对药物的吸附等)容器(材料)对药物的保护效果和本身物理、化学、生物惰性,所以在使用药包材之前需进行相容性试验。

药品包装材料与药物相容性试验是为考察药包材与药物之间是否会发生相互的或单方面的迁移,进而影响药品质量而进行的试验,其目的是通过相容性试验证实药品在整个使用有效期内,所选包装容器中的药品质量稳定、可控,能够保持其使用的安全性和有效性。具体要求可参考《药品包装材料与药物相容性试验指导原则》,并结合药品稳定性研究进行。

五、中药及天然药物的药效学研究
(Research on Pharmacodynamics of Chinese Materia Medica and Natural Medicines)

(一)工艺研究中应用药理学方法筛选的意义(Significance of pharmacological screening in the technological process)

中药成分复杂,药效各异,一般应采用准确、简便、具有代表性、可量化的综合性评价指标和方法,优选合理的提取工艺条件。

中药制剂提取工艺优选,用单一测评指标即以某有效成分或特征成分的转移率或收率来评价试验的好坏,有时并不全面。例如:一些比较稳定的可溶性成分,提取溶剂用得越多,提取次数越多,提取时间越长,转移率或收率越大。从专业知识来看,这是显而易见的,但是由于中药的多元性和复杂性,中药总提取物不仅含有所考察的有效或特征成分,同时还含有其他成分或杂质。因此,比较合理的测评指标,既要考虑收率的高低,还要考虑杂质的多少。

大量实践还表明,提取工艺优选用有效成分或特征成分作为评价指标时,有时会与主要药效学指标有较大的差距。常会出现指标成分提取率很高,但疗效却下降的现象。因此,有学者提倡用主要药效学指标作为工艺优选的评价指标。但目前主要药效学指标在实践中还存在诸多问题需要解决,如精确量化难、个体差异大、测定费用高、试验周期长等。

目前中药新药研究提取纯化工艺优选时,一般认为:① 已知有效成分明确的,可以主要以含量为评价指标,并尽量兼顾有效成分或部位收率的高低和杂质的多少。② 当主要药效有成熟模型时,可以结合药效实验,进一步验证优选工艺条件的合理性。优选的工艺条件与原工艺相比,应能达到优效或等效,并便于制剂成型;否则不能支持提取纯化工艺的合理性。

（二）主要药效学试验资料的研究内容（Research content of main pharmacodynamic test data）

药效学主要研究药物对机体的作用及作用机制。主要药效学试验资料及文献资料（资料 20）是新药申报资料中药理毒理研究部分的主要内容之一，其目的是为新药的有效性评价提供科学依据。与工艺研究中药理学方法筛选相比，主要药效学试验内容更为系统。

1. 试验方法的选择　试验设计应考虑中医药特点，根据新药的主治（病或证），参考其功能，选择两种或多种试验方法，进行主要药效研究。同样的病，辨证分型可有不同；或同样的证，涉及的病种亦可不同，主要药效学试验的指标也不尽相同或同中有异，在试验设计时，应根据具体情况，合理选择。

由于中药常具有多方面的药效或通过多种途径发挥作用等特点，应选择适当方法证实其药效。有时药效不够明显或仅见作用趋势，统计学处理无显著差异或量效关系不明显，也应如实上报结果作为参考。

2. 实验动物　根据各种试验的具体要求，合理选择动物，对其种属、品系、性别、年龄、体重、健康状态、饲养条件及动物来源等，应有详细记录。大鼠、小鼠应为清洁级以上的实验动物，家兔及豚鼠等动物应为普通级及以上动物。提供单位必须是已经取得相应实验动物生产合格证的单位。

3. 动物模型　药效学评价尽量采用整体动物实验，且尽量采用与拟治疾病相似或相近的成熟中医"证候"模型或疾病模型；如缺乏成熟的中医"证候"动物模型或疾病模型，则可通过观察药物的相近"功能（药理作用）"来评价药效。根据药物作用特点选择相应的动物模型，鼓励创新，但应有相应的试验数据支持。应围绕制剂的临床适应证选择最具代表性的 2 个（含 2 个）以上动物模型，对制剂的药效进行评价。

4. 组别设置　至少应设 3 个剂量组，同时还应设溶媒组以及已证明模型成功的阳性药物组。必要时设正常对照组。每组动物数应符合统计学要求。阳性对照药可选用药典收载、部颁标准或正式批准生产的中药或西药，选用的药物应力求与新药的主治相同，功能相似，剂型及给药途径相同者，根据需要可设一个或多个剂量组。

5. 检测指标选择　检测指标应与其临床适应证相匹配，且观测指标应选用特异性强、敏感性高、重现性好、客观、定量或半定量的指标进行观测。

（三）中药药理常用统计方法简介（Brief introduction of commonly used statistical methods in Chinese Materia Medica pharmacological studies）

1. 中药药理研究统计方法的特殊性　中药药理研究的统计方法，既有与一般药理统计相同的一面，又有中药单味药、中药复方独有的特殊性，这些特殊性可概括如下：① 中药不同于化学药物，实验数据的波动性较大，中药及其制剂常含有多种成分，药效受到多种因素的影响，在实验中必须考虑适当增加实验例数，小动物每组 8～30 例，大动物每组不宜少于 5～6 例，当实验结果的统计分析在显著性水平附近时，应适当增加动物例数或重复实验。② 中药药理研究常用多组多指标的实验研究。统计处理上应注意多指标的综合分析，组间比较比同组自身前后比较更为重要。中药的用药组可预试 2～3 个剂量组，以考察药效是否与剂量有依赖关系。由于中药方剂含有多味药物,即使单味中药也存在多组分及彼此间的相互影响,因此中药药理研究也常涉及多因素多水平的分析。在中药药理研究中,多因素分析、正交分析、均匀设计分析、权重配方法分析等方法有较广泛的应用。

2. 中药药理研究中常用的统计方法　中药药理研究中所观察或测量的实验数据,按实验指标的性质,可分为质反应资料、量反应资料和时反应资料三类。

（1）质反应资料　质反应资料又称计数资料、定性资料或枚举归属资料,是指将全体观察单位按照某种性质或特征分组,然后再分别清点各组观察单位的个数所得的资料。如动物的死亡或存活,治疗的有效或无效,某反应的出现或未出现,以及临床治疗中的痊愈、显效、有效、无效等。质反应资料的特点是:每一观察对象只有质的差别,可在总例数中枚举计数,并分别归属于某一档次,通常以发生率(p)、总例数(n)为主要参数。

计数资料常用统计方法:配对资料用配对 X^2 法或 Wilcoxon 检验,等级资料用 Ridit 法或等级序值法,半定量数据用非参数检验。

（2）量反应资料　量反应资料又称定量资料或计量资料,是通过度量衡的方法,测量每一个观察单位的某项研究指标的量的大小,得到的一系列数据资料。如血压、血细胞数、心功能指数、炎症抑制率、血压降低百分率等,其特点是每一观察对象可得一个定量的数据,所以信息丰富得多。通常以均数($\bar{x}$,读作 xbar)作为一组数据的集中性参数,以标准差(s,SD)作为其离散性参数,第三个参数是该组例数(n)。上述三个参数可以写成 $\bar{x} \pm s(n)$ 的形式。量反应资料的数据多有度量衡单位,但变化率、抑制率等则用%表示,不可误认为发生率作为定性的质反应资料处理。

在 Excel 电子表中,设数据在 A1：A20 单元格,则均数用"average（A1：A20）",标准差用"STDEV（A1：A20）"求得。两组间比较设数据在 A1：A20 单元格,另一组在 B1：B20,两组间 t 检验用"TTEST（A1：A20，B1：B20，1/2，1/2/3）"求得,其中 Tails 用于定义所返回的分布的尾数:1代表单尾;2代表双尾,Type 用于定义 t 检验的类型:1代表成对检验;2代表双样本等方差假设;3代表双样本异方差假设。

计量资料常用统计方法选择:首先需进行方差齐性检验。两个方差齐性检验:用 F 检验。多个方差齐性检验:用 Bartlett 检验或 Leneve 检验。若方差齐性,则两组间比较用 t 检验法;多组间比较用单因素方差分析法（Dunnett 检验,LSD 或 SNK 检验）。若方差不齐,则用非参数检验法（Mann-Whiney-U 检验/Dunnett 检验）。

（3）时反应资料　时反应资料又称时间型量反应资料,如潜伏期、凝血时间、药效持续时间等,其特点是每次观察对象可得一个时间数据,但有时会出现血液不凝固或药效不出现等情况,数据往往不符合正态分布。因此,多数时反应资料不宜用均数及标准差做常规的统计分析。目前主要用非参数检验法,如参比差值法、等级序值法、秩和法、Ridit 法等,也可用调和均数法统计。

3. 有效数字和处理原则　量反应资料的数据由于测量仪表精度及读取误差的影响,仅是近似于实际"真值"的观察值,两者之差称为"测量误差"。因此,实际所得数据最后一位可有 ±1 的误差,称为"估计数字",前面的测得数字是可靠的,称为"确切数字",两者总称为"有效数字"。

报告数据表格时,性质相同的数据应取同等的小数位数,缺零者应补齐,表格中的均数及标准差可以多写一位有效位数，以便核算统计分析。报告数据的尾数进舍规则口诀为"四舍六入五考虑，五后非零则进一，五后全零看五前，五前偶舍奇进一"。这不同于习惯上的"四舍五入"，需要注意。

4. 统计结果的分析　实验中所观察的对象，总称为"样本"，中药药理研究主要使用小样本（指 $n \leqslant 100$），中药临床研究则主要使用大样本（指 $n > 100$）。实验研究的目的，是通过对样本的研究，经过统计学计算，以一定概率来推断该中药是否有阳性作用。

在统计分析时，首先应做出某种假设，通常假设"甲乙二组样本均来自同一总体，实际上二组并无差异，现在二组样本实测值所出现的差别，不过是抽样误差造成的偶然现象"，这种假设称为"无效假设"。通过统计学计算可以估计出这种情况的样本来自同一总体的可能性（概率）有多大。

（1）如可能性小于1%（记为 $P < 0.01$），则否定上述无效假设，承认两组确有不同，可下结论为"两组差别有非常显著意义"。

（2）如可能性小于5%，但大于1%（记为 $P < 0.05$），则拒绝上述假设，承认两组有所不同，可下结论为"两组差别有显著意义"。

（3）如可能性大于5%，（记为 $P > 0.05$），则不能拒绝上述假设，承认两组可能来自同一总体，可下结论为"两组差别无显著意义"。请注意：$P > 0.05$ 时不能下结论为"两组本质相同，药效相等"，或"虽然差别无显著意义，但甲组药效优于乙组"。因为差别无显著意义的原因，可能是两组本质相同，但也可能是例数不够多或实验波动较大，当 P 值略大于0.05时，如果重复一批实验或增加例数并改进实验精确度，有可能取得 $P < 0.05$ 的统计结果。

上述的"两组差别有显著意义"仅是统计结论，对实验做结论时还应考虑专业结论，例如两组的血压降低值的均数只差0.5 kPa，尽管 $P < 0.01$，统计学上有非常显著意义，但实际上两组的降压作用在临床上是相差不大的。

5. SPSS 统计软件简介　SPSS（Statistical Package for the Social Science，社会科学统计软件包）是世界著名的统计分析软件之一。1968年，由3位美国斯坦福大学的学生开发了最早的SPSS统计软件系统，并基于这一系统于1975年在芝加哥合伙成立了SPSS公司。随着SPSS产品服务领域的扩大和服务深度的增加，SPSS公司已于2000年正式将英文全称更改为Statistical Products and Service Solutions，意为"统计产品与服务解决方案"。迄今，SPSS软件已有40余年的成长历史。全球约有25万家产品用户，他们分布于通信、医疗、银行、证券、保险、制造、商业、市场研究、科研教育等多个领域和行业。SPSS软件基本每年发行一个新版本，从版本17开始，SPSS把所有支持的语言集成到一起，可以在选项中选择11种语言的任何一种版本，现在最新版本已更新到SPSS Statistics 25.0。

SPSS具有完整的数据输入、编辑、统计分析、报表、图形制作等功能自带11种类型共计136个函数，提供了从简单的统计描述到复杂的多元统计分析方法。对于常见的统计方法，SPSS的命令语句、子命令及选择项的选取大多可通过"对话框"操作完成。SPSS采用类似Excel表格的方式输入与管理数据，数据接口十分通用，能方便地从任何类型的数据文件或者数据库中读入数据。SPSS软件中常用的视图框有数据编辑窗（数据视图、变量视图）和结果输出窗。其中变量视图用于定义需要分析的变量，可选入多个结果变量（应变量）。数据视图用于数据采集、输入和功能按键操作。结果输出窗主要是对统计分析的结果图表输出。具体使用SPSS操作软件功能可参考相关教材书籍。

第五章 文献检索与科技论文写作
Chapter 5 Literature Retrieval and Scientific Paper Writing

第一节 中药和天然药物常用文献检索简介
（Brief Introduction of Literature Retrieval of Chinese Materia Medica and Natural Medicines）

文献检索（Information Retrieval）是指根据工作和学习的需要获取文献的过程。历史上传统的中医药是一完整的理论体系，因此很多本草文献是集医药为一体的文献。另外中医药具有几千年的使用历史，其文献也比较复杂，既有几千年的本草文献，也有现代科技文献。中医药文献检索就是利用各种检索工具从数量庞大的中医药知识和信息源中查找所需知识和信息。中医药文献检索是中医药专业人员获取中医药信息的基本途径，对中医药科学研究和产品开发及利用具有重要的意义。

一、中医药文献的分类
（Classification of TCM Literatures）

中医药文献有多种分类方式，可以根据不同的应用目的，按出版形式、载体形式和文献的加工程度进行分类。

（一）按出版形式分类（Classification by publication format）

1. 图书文献 中医药图书文献一般包括教材、专著、工具书和科普读物等。图书文献大多比较系统地介绍或论述中医药领域某个方面的基础知识、基本理论、基本技术和基本应用，其内容全面、成熟、可靠。

中医药图书文献历史悠久、种类繁多、数量庞大。历代本草中有《神农本草经》《唐本草》《本草纲目》等中医药经典古籍，近代有《常用中药品种整理和质量研究》《新华本草纲要》等现代中医药集丛。我国在中华人民共和国成立以后开展了对中医药图书文献的整理工作,各大图书馆都编辑了馆藏目录和联合目录,例如《全国中医图书联合目录》《现存本草书录》等。《全国中医图书联合目录》由中国中医研究院(现称中国中医科学院)编辑,中医古籍出版社1991年出版。书中共收录了现存的中医药古籍及现代中医药图书2124种,是中医药图书文献检索的最重要的工具书之一。《现存本草书录》由龙伯坚编著,人民卫生出版社于1957年出版。该书主要收载了现有的本草著作287种,按年代列述书目,各条目记载书目、卷数、版本、作者及出版年代等,并对主要本草专著的内容、特点等进行了简介。中华人民共和国成立以后出版的中医药图书还可以查阅《全国总书目》《中国国家书目》《中国出版年鉴》和《中医年鉴》等。《中国国家书目》是我国最完备的图书总目录,由北京图书馆从1987年起开始编制,每半年更新一次,1995年开始出版光盘版。该书目中设立了题目、作者、关键词、分类号、出版社等检索条款,收录了自1988年以来的中国国家书目。随着计算机技术的发展,电子图书已经逐渐被广大读者所接受。从1998年7月开始,读者可以通过网络免费阅读中国国家图书馆(http://www.nlc.cn/)的电子图书。全国各省也建立了各自的数字图书馆,免费向公众开放。

2. 学术期刊　学术期刊又称杂志,是某个固定领域中定期或不定期出版的连续出版物,例如中草药、中国中药杂志和Planta Medica等。学术期刊主要发表科研工作者撰写的经过同行审阅的学术性论文。期刊刊登的文章一般具有前沿性、创新性、深入性、探索性等特点,其数量众多,是中药文献的主要来源。中医药期刊一般包括两类,一类是普及性期刊,另一类为学术性期刊。

(1)普及性期刊　普及性期刊主要面向基层,以传播和普及中医药基本知识为主。

(2)学术期刊　学术期刊以刊登中药研究的原创性研究论文,以报道中医药研究的新思路、新技术、新方法为主。按学术影响力,学术期刊可分为以下三类。

1)国际期刊　即被(SCI、EI、ISTP)收录的期刊。《科学引文索引》(Science Citation Index, SCI)由美国科学情报研究所(Institute for Science Information)编辑出版,是当前公认的学术期刊和论文评价系统。该索引系统采用影响因子(Impact factor, IF)作为评价期刊学术影响力和权威性的指标,影响因子越大,期刊的学术影响力越大。《工程索引》(Engineering Index, EI)是美国工程信息公司(Engineering Information Inc.)出版的著名工程技术类综合性检索工具。《科技会议录索引》(Index to Scientific & Technical Proceedings, ISTP)是美国科学信息研究所的另一大信息检索工具,主要收集世界上各种重要的会议文献。

2)国内核心期刊　国内核心期刊主要是指被北京大学图书馆"中文核心期刊要目总览"收录的期刊。另外,被中国科学信息技术研究所"中国科技论文统计源期刊(又称"中国科技核心期刊")收录的期刊称为"中国科技核心期刊"。被两者同时收录的期刊,俗称为"双核心期刊"。

3)一般期刊　一般期刊是指不包含在上述学术期刊范畴内的学术期刊。

3. 特种文献　特种文献是指其出版发行或获取途径比较特殊的文献,主要包括专利文献、学位论文、会议论文、标准文献、科技报告、科技档案、政府出版物等。

专利文献主要指各国专利局出版的专利分类文摘、专利说明书、专利公报和年度索引等。国际上影响力较大的专利文献有《世界专利索引》《美国专利公报》等。我国常用的专利文献主要有《中国专利分类文摘》和《专利公报》。学位论文主要指国内各高等学校、科研机构和国家指定的收藏单位收藏的硕士和博士学位论文以及博士后出站报告。学位论文的指定收藏单位是国家图书馆和中国科学技术信息研究所。会议论文是指国际和国内重要会议的论文集。我国收藏会议文献的主要单位有国家图书馆、中国科学院图书馆、中国科技信息研究所以及一些高等学校和科研机构的图书馆等。标准文献是指国际和国内权威机构制定的各种标准的汇编,例如《中国国家标准汇编》《国际标准化组织目录》《中国标准化年鉴》等。科技报告一般是指国家出版的科技报告,是对科学、技术研究结果的报告或研究进展的记录。它可以是科研成果的总结,也可以是科研进展情况的实际记录。例如,我国出版的《科学技术研究成果报告》。

（二）按载体形式分类（Classification by carrier format）

1. 印刷型文献　文献是指以纸张为贮存介质,通过印刷记录信息的文献形式。印刷型文献是文献记录的传统形式,其特点是成本低、便于阅读、流传广。

2. 数字存储型文献　数字存储型文献是利用计算机进行存储和阅读的文献形式。其特点是信息存储量大、存取速度快而准确等。

3. 声像型文献　声像型文献是指利用电、磁、声、光等原理将信息转变为声音、图像、视频等信号,通过声音和图像传递信息的文献。其特点是生动、直观等。

（三）按文献加工程度分类（Classification by literature processing degree）

1. 一次文献　科研工作者撰写并公开发表的原始论文被称为一次文献,也称为原始文献,是文献检索的直接对象。

2. 二次文献　人们将一次文献按照一定的规则进行收集、分类、整理、加工,并按照一定的体系结构和编排方式编辑而成的工具性文献,包括各种目录、索引、文摘,被称为二次文献。二次文献可提供查找一次文献的线索,可以帮助人们在较短的时间内获取大量的文献信息。

3. 三次文献　人们对二次文献进行进一步的整理、加工、分析、综合而得到的综述性的文献被称为三次文献。

二、中药文献的检索步骤
（Retrieval Steps of Chinese Materia Medica Literatures）

文献检索是科研工作者必须掌握的一项基本功。通过不断的检索实践,逐步掌握文献检索的规律,可以迅速、准确地获得所需文献,为科研工作服务。随着计算机的普及,计算机检索已经成为主要的检索方式,并逐渐替代了手动检索方式。本教材以计算机检索为例介绍文献检索的步骤。

（一）明确检索目的与要求（Purpose and requirements of literature retrieval）

明确检索的目的与要求是文献检索的第一步。检索者首先要对研究课题进行分析,明确所需信息分属的学科、年限及学术领域,并弄清楚有关的名词术语等。例如,某课题要进行金银花的抗病毒有效成分及其机制研究,在文献查阅过程中首先要明确该课题属于中药学或药学学科、其研究领域涉及金银花的基原、化学成分和作用机制,其基原检索需要进行本草考证,文献涉及历代本草,查阅的年限很长;化学成分的研究查阅的文献年限涉及几年或几十年,时间稍长;而作用机制研究的查阅年限可为相对较短的近几年等。

(二)检索工具的选择(Selection of retrieval tools)

检索工具是用来报道、储存和查找信息的工具。它的功能包括两方面:一方面是提供检索手段,使人们能够按照一定的检索方法和途径查找所需的信息;另一方面是将有关的信息作为线索记录下来,并将其进行系统的组织与编排。

检索工具有不同的划分方式,目前常用的是按照记录的详细过程把检索工具分为题录型、索引型、文摘型和全文型。

1. 题录型 是以文献的出版单元为记录对象,记录文献的名称、著者、出版商和出版时间等特征的检索工具。例如《全国中医图书联合目录》《全国总书目》等。

2. 索引型 是指将多种文献书刊中的论文按照内容进行分类后,把论文名称、著者、刊名等分别摘录出来,再按照一定的方式进行编排并注明出处,以供相关人员查阅的一种检索工具。例如《科学引文索引》(SCI)、《全国报刊索引》等。

3. 文摘型 是在题录型检索工具的基础上增加了原始文献的摘要而形成的一种检索工具。例如《中国药学文摘》《Chemical Abstract》(CA)、《Biological Abstract》(BA)等。

4. 全文型 是指在文摘型检索工具的基础上增加了原始文献的全文而构成的一种数据库。与前3种检索工具相比,全文型检索工具既具有检索功能,同时还能获得原始文献的全文。随着计算机技术的发展,全文型数据库越来越受到科研作者的欢迎并发展迅速,例如荷兰的 Elsevier 出版集团出版的 Elsevier ScienceDirect 数据库和《中国期刊全文数据库》等。

科研工作者应该根据检索目的和要求的不同,选择合适的检索工具。例如,如果要查阅中医药基础知识和经典著作,可通过题录型检索工具查阅《全国中医图书联合目录》;如果要全面了解某领域的相关研究进展,可以采用索引型或文摘型检索工具,例如CA,首先得到相关的线索,然后再采用各种全文数据库,根据线索查找全文;如果要了解某领域的国内研究进展,可以直接查阅《中国期刊全文数据库》,这样既可以全面了解该领域的研究进展,又可直接得到论文的全文。

(三)检索途径的确定(Confirmation of retrieval pathway)

信息检索的途径主要有以下两大类。

1. 外表特征检索途径 该途径包括题名、著者和序号途径。题名途径是根据期刊、图书或论文的题目名称,利用期刊名目录、书名目录和篇名索引查找信息的途径。著者途径是根据图书、论文或信息的著者、译者或报道者的姓名检索信息的途径。序号途径是采用文献的序号,如专利号、化学文摘号等,通过序号索引检索信息的途径。

2. 内容特征检索途径 该途径包括主题、分类、关键词及其他途径。主题途径是根据信息内容的主题,采用主题索引检索信息的途径。主题索引根据一定的主题词表按特定的顺序编排。中国中医研究院中医药信息研究所于1987年编制了《中医药学主题词表》，1996年第2版改名为《中国中医药学主题词表》，2006年第3版《中国中医药学主题词表》共收录主题词13878条，其中入口词约5000条，正式主题词8878条。该词表将成为我国国家标准。分类途径是按照信息内容的学科分类，利用分类索引检索信息的途径。分类索引是按照分类号的数字或字母顺序对信息进行编排。该检索途径有利于查找某一领域的信息，便于根据课题的需要扩大或缩小检索范围。关键词途径是使用能够反映信息的实质内容的关键词（自由词），通过关键词索引检索信息的途径。关键词途径比较方便，不需要进行专门的培训，但是未经规范化处理，容易造成漏检。以上几种检索途径各有优缺点，应该根据自己的检索目的确定合适的检索途径。

（四）检索词的确定（Determination of index words）

查阅文献首先要对课题的内容进行分析，在此基础上找出最能代表主题概念的检索词。为获得最佳检索效果，原则上检索词应尽量从主题词表中选择。如果没有合适的主题词，可以采用自由词检索。自由词应该尽量选择国际通用的、文献中经常出现的专业词语，并考虑同义词和相关词，避免生僻词语。

（五）编制检索式（Compilation of retrieval strategy）

文献检索选好关键词后，利用各种布尔逻辑运算符、截词符以及系统规定的其他连接符编制检索式，查找文献线索。布尔逻辑运算符表示的检索词之间的逻辑关系常用的有3个，即and、or和not。这3个运算符分别代表逻辑与、逻辑或和逻辑非。

1. 用逻辑与　表示的检索式为"A and B"，其含义为检索出同时含有检索词A和检索词B的文献，目的是缩小检索范围，提高查准率。

2. 用逻辑或　表示的检索式为"A or B"，其含义为检索出含有检索词A或检索词B的文献，目的是扩大检索范围，提高查全率。

3. 用逻辑非　表示的检索式为"A not B"，其含义为检索出含有检索词A但不含有检索词B的文献，目的是缩小检索范围，去掉不相关的文献，提高查准率。

截词也是计算机检索常用的检索方式。这种方式采用的是把截词符号"?""*"加在检索词前后或中间，将检索词截断。其目的是扩大检索范围，提高查全率。例如，采用flavon*可以查出含有flavon词头的术语诸如flavonol、flavones、flavonoid、flavonoids等的文献；采用*acid可以查出含有acid词尾的术语诸如phenolic acid、acetic acid、fatty acid等的文献；采用gl?cosides可以查出含有glucosides、glycosides等术语的文献。正确选取检索词并编制检索式是查全和查准文献的关键，这需要在实践过程中不断摸索和不断总结经验。

（六）按文献线索查阅原始文献（Original literature retrieval via track records）

根据上述方法得到文献线索，确定文献的出处。最后利用馆藏目录和联合目录查找并获取馆藏的原始文献，或利用各种电子的全文数据库查找并获取电子版的原始文献。

三、常用的中医药文献的检索网站简介
（Introduction to Commonly-Used Websites for TCM Literature Retrieval）

（一）常用的国外药学文献检索网站简介（Introduction to commonly-used foreign websites for pharmaceutical literature retrieval）

1. SciFinder Scholar　SciFinder Scholar 数据库为 CA（化学文摘）的网络版数据库，该数据库收录了全世界 9500 多种主要期刊和 50 多家合法专利发行机构的专利文献中公布的研究成果，囊括了自 20 世纪以来所有与化学相关的资料，以及大量生命科学及其他学科的相关信息。覆盖的学科领域包括化学、医学科学、生命科学、农业科学、食品科学、物理学、地质科学、材料科学和工程科学等。SciFinder 提供多种检索途径和有效的分析工具，用户可以通过 SciFinder 同时检索美国化学文摘社（CAS）的多个数据库和 Medline 数据库。使用 SciFinder Scholar 数据库的用户需要注册个人的 SciFinder 账号，并购买用户数。网址为 https://scifinder.cas.org/scifinder。

2. PubMed　PubMed 是由 National Institutes of Health，NIH（美国国立卫生研究院）下属的 National Center for Biotechnology Information，NCBI（国立生物技术信息中心）开发的文献检索系统，是免费的搜寻引擎，提供生物医学及相关学科方面的论文搜索以及摘要。其数据库来源为 Medline 数据库。该搜寻引擎由 National Library of Medicine（美国国立医学图书馆）提供，作为 Entrez 资讯检索系统的一部分，提供检索词自动转换匹配，操作简便、快捷。PubMed 的资讯不包括期刊论文的全文，但可能提供指向全文提供者（付费或免费）的链接。目前 PubMed 已有汉化网站 http://www.medlive.cn/pubmed，可提供标题和摘要的中文翻译。PubMed 网址为 http://www.ncbi.nlm.nih.gov/pubmed。

3. ISI Web of Knowledge　ISI Web of Knowledge 出版单位是 The Thomson Corporation，是 2001 年开发的一个基于 Web 所建立的整合的数字研究环境，为不同层次、不同学科领域的学术研究人员提供信息服务。目前，Thomson ISI 推出了增强的跨库联合检索功能，用户不仅可以检索所在机构订购的基于该平台上的所有资源，还可以通过 WebFeat 提供的跨库联合检索功能，检索数据不在该平台上但对研究者来说非常重要的学术信息资源。其内容涵盖自然科学、社会科学、人文科学和艺术科学等领域内的 8500 多种学术期刊。通过该平台可查找相关研究课题各个时期的文献题录、摘要以及部分文献的全文，可以得到论文引用参考文献的记录、论文被引用情况及相关文献记录。ISI Web of Knowledge 包括 ISI Web of Science（包括著名的 SCI、SSCI、A&HCI 三大引文数据库）、ISI Proceedings（包括 STP、SSHP 两大会议录数据库）、ISI Current Contents Connect（现刊目次数据库）、Current Chemical Reactions（最新化学反应数据库）、Index Chemicals（化学物质索引数据库）、Journal Citation Reports（期刊引证报告）、Essential Science Indicators（基本科学指标数据库）、BIOSIS Previews（生物学文摘数据库）、ACB Abstract（ACB 文摘数据库）。另外，ISI Web of Knowledge 还与外部数据库例如 PubMed/Medline（医学数据库）、The Cochrane Library（循证医学图书馆）、Biological Medical & Agricultural Sciences（生物医学与农业科学数据库）实现了有效链接。网址为 http://isiknowledge.com/。

4. SDOL　SDOL（Science Direct Online）数据库由荷兰Elsevier Science公司提供的全学科全文数据库，该数据库囊括了Elsevier Science公司出版的2000多种全文期刊以及数百种图书。该数据库涵盖医学、生命科学、化学、数学、物理、天文学、经济管理、计算机科学、工程技术、能源科学、环境科学、材料科学、社会科学等学科。SDOL除了提供浏览和检索功能外，还可提供EMAIL提示功能、HTML格式的全文下载和链接、建立个人图书馆、建立个人检索历史、引用提示和个人期刊目录等个性化功能。网址为http://www.sciencedirect.com。

5. EMBASE　EMBASE（The Excerpta Medical Database）是荷兰Elsevier Science公司开发的全球最大最具权威性的生物医学及药学文献书目数据库。其收录的学科内容广泛，包括医学、药学、药理学、生药学、生物学、毒理学、生物医学、精神科学、法医学等。该数据库可提供快速检索、高级检索、期刊检索、著者检索、药物检索、字段检索、疾病检索等检索途径。同时还提供EMTREE（EM主题词表）检索功能，覆盖所有医学主题词（Medical Subject Headings，MeSH）术语，提高文献的查全率和查准率。该数据库收录了EMBASE中1974年以来收录的70多个国家和地区的5000多种期刊，尤其涵盖了大量欧洲和亚洲医学刊物，以及1966年以来Medline数据库中收录的EMBASE之外的2000多种期刊的医学文献题录。EMBASE从2003年开始推出网络版（http://www.embase.com），收录的期刊可提供便捷的全文链接。

6. PML　PML（ProQuest Medical Library）数据库是美国ProQuest公司提供的全文检索系统，以Medline做索引，收录了400多种重要的医学类期刊，这些期刊涵盖了所有的医学与健康领域，如药理学、神经学及上百种其他相关专业。网址为http://proquest.umi.com/pqdweb。

7. SpringerLink　Springer是德国的著名科技出版集团，2004年与荷兰的Kluwer Academic Publisher合并成立新的Springer出版社。该出版社通过网络服务平台SpringerLink提供将近2000种全文电子期刊和27000册电子图书。该数据库按学科可分为以下11个"在线图书馆"，包括生命科学、医学、化学、数学、计算机科学、环境科学、工程学、地球科学、物理学与天文学、经济、法律。网址为http://link.springer.com/。

8. Wiley InterScience　Wiley InterScience是John Wiely & Sons Inc.创建的动态在线数据库。1997年开始在网上开通，通过InterScience，Wiley公司以许可协议形式向用户提供在线访问全文的服务。该数据库收录了600多种科学、工程技术、医疗领域相关的专业期刊、30多种大型专业参考书的全文和500多个题目的Wiley学术图书的全文。其中被SCI收录的核心期刊多达200种。期刊涉及生命科学与医学、物理学、化学、地球科学、数学、教育学、工程学、法律、心理学、商业、计算机科学、金融和管理等学科。网址为http://www.interscience.wiley.com。

9. Google Scholar　Google Scholar（谷歌学术搜索）是一个可以免费搜索学术文章的网络搜索引擎。通过该搜索引擎可以查找包括期刊论文、学位论文、书籍、文摘和技术报告在内的学术文献；可以从学术出版商、专业团体、预印本库、大学及从网络上获得学术文献，包括来自所有研究领域的同级评审论文、摘要、学位论文、图书和技术报告；也可以了解某文献被引用的情况，对文献和期刊进行引用排名。其内容涵盖自然科学、人文科学、社会科学等多个学科。网址为http://scholar.google.com。

（二）常用的国内中医药文献检索网站简介（Introduction to commonly-used domestic websites for TCM literature retrieval）

1. 中国知网《中国期刊全文数据库》 中国知网是从1999年开始，由清华同方知网技术产业集团负责建设的中国知识基础设施工程（China National Knowledge Infrastructure, CNKI），也称为中国知网（http://www.cnki.net）。该网将中国大陆的大部分期刊、博士和硕士论文、会议论文、报纸、图书、年鉴等文献资源整合建成《中国知识资源总库》。其内容涵盖自然科学、人文与社会科学、工程技术等各个领域，成为全球最大的中国文献数据库。该数据库是中国知识资源总库的主要全文数据库之一。《中国期刊全文数据库》采取连续动态更新的形式，是中文文献检索的最重要的数据库之一，可提供CAJ和PDF两种浏览格式的全文下载。

2. 万方数据医药信息系统 万方数据医药信息系统（http://www.wanfangdata.com.cn）是万方数据资源系统的组成部分之一。该信息资源系统由中国科技信息研究所下属的万方数据股份有限公司负责开发。万方数据医药信息系统中的文献可分为九大类，即医药期刊类、会议论文类、学位论文类、法规全文类、中外标准类、成果专利类、外文文献类、企业机构类和参考数据库等。其中，《医药期刊全文数据库》收录了从1998年至今的中国医药核心期刊和其他期刊1000多种，数据每月更新。学位论文收录了我国高等学校和科研机构向中国科技信息研究所送交的生物、医药领域的硕士、博士论文和博士后出站报告。会议论文包括国家级学会、研究会组织召开的全国生物、医药及相关领域的学术会议的论文。专利数据包括1985年以来在中国申请的全部医药相关专利的说明书。

3. 维普医药信息资源系统 维普医药信息资源系统（VMIS）（http://www.cqvip.com）是系统由重庆维普资讯公司开发的一种大型的医药全文数据库。VMIS是将国家新闻出版广电总局批准的《中文科技期刊数据库》（全文版）、《外文科技期刊数据库》（文摘版）和《中国科技经济新闻数据库》的医药卫生相关内容经过整理后形成的专业化信息系统。目前该系统包括3个基础知识库，即中文期刊知识库、外文期刊知识库和报纸知识库，以及其他扩展库。VMIS提供网上包库、镜像安装和维普阅读充值卡等多种服务形式，网站数据每周更新一次。期刊全文提供PDF和VIP两种浏览格式。

4. 中国科学引文数据库 中国科学引文数据库（Chinese Science Citation Database, 简称CSCD）创建于1989年，是我国第一个引文数据库，由中国科学院文献情报中心与中国学术期刊电子杂志社联合主办，清华同方光盘电子出版社出版。该数据库是我国最大、最具权威性的科学引文索引数据库，被誉为"中国的SCI"，其网址为http://sdb.csdl.ac.cn/index.jsp。该数据库收录了我国医药卫生、生物学、化学、农林科学、环境科学、数学、物理学、地学、工程技术和管理科学等领域出版的中英文科技核心期刊和优秀期刊千余种，目前已积累了从1989年到现在的论文记录4818977条，引文记录60854096条。该系统除具备一般的检索功能之外，还提供了引文索引。使用该功能，用户可迅速从数百万条引文中查询到某篇文献被引用的详细情况，还可以从一篇早期的重要文献或著者姓名入手，检索到一批近期发表的相关文献，对交叉学科和新学科的发展研究具有十分重要的参考价值。该数据库还提供了数据链接机制，支持用户获取全文。2007年中国科学引文数据库与美国Thomson-Reuters

Scientific合作,以ISI Web of Knowledge为平台,实现了与Web of Science的跨库检索,成为ISI Web of Knowledge平台上第一个非英文语种的数据库。

5. 中国药学文摘数据库　中国药学文摘数据库以国家药品监督管理局信息中心编辑出版的《中国药学文摘》为基础,主要收载国内外公开发行的700多种医药学相关期刊中的药学文献,以文摘、简介、题录等形式提供。其网址为http://www.cpi.gov.cn。该数据库系统的内容涵盖药学各个领域,共设12个栏目,包括药学理论与发展动态、生药学和中药材、药剂学和制剂技术、药物化学、药理学和毒理学、药物分析、生物药剂学、药物生产技术、临床应用与药物评价、药品管理、制药设备和工厂设计及包装、药品和新药介绍等。

6. 超星数字图书馆　超星数字图书馆成立于1993年,由北京世纪超星信息技术发展有限责任公司投资兴建,是国家"863"计划中国数字图书馆示范工程项目,2000年1月在互联网上正式开通。超星数字图书馆是目前世界最大的中文在线数字图书馆,提供了大量的电子图书资源,网址为http://www.ssreader.com。其中包括文学、经济、计算机等五十余大类,数十万册电子图书,300万篇论文,全文总量4亿余页,数据总量30000 GB,其中包含大量的免费电子图书,并且每天仍在不断地增加与更新。

第二节　科技论文写作简介
（Introduction to Scientific Paper Writing）

一、中医药论文的分类与体裁
（Classification and Format of TCM-Research-Based Papers）

论文是分析和判断事物道理的文章。科技论文常指用来进行科学研究和描述科研成果的文章。科技论文是科研活动的一部分,是科研成果的一种表现形式。论文写作的目的是记录、保存和传播研究成果和交流思想。科技论文应该论述一些重要的、理论性的、实验性的及观察性的新知识,或者一些已知原理在实际应用中的进展情况,同时为学科的继承和发展提供条件和依据。中医药论文从不同角度看,有多种分类。本教材重点介绍药学及中医药文献综述、学术论文和学位论文的写作及要求。

二、科技论文写作的基本要求
（General Requirements for Scientific Paper Writing）

科技论文写作是本科毕业学生和科研工作者必须掌握的综合能力之一,是一项基本功训练,科技论文的写作涉及专业知识及方法学、语言学、逻辑学等。它既可以培养学生严谨、科学的工作态度,又可以启发学生的思路,锻炼逻辑思维能力,提高写作与科研能力,其基本要求是具有科学性、创新性、实用性、规范性。

1. 科学性　科技论文的科学性首先取决于是否选题科学,其次科技论文要求做到资料完整、设计严密、方法正确、数据准确、结果可靠、结论严谨。科研人员绝不可为了片面追求期待的理想的结果而刻意取舍数据、改写设计方案,违背科学原理和客观实际,得出虚假的结论。

2. 创新性 科学研究必须有创新性,不可简单重复别人的研究。科研论文的创新性同科学性一样,是由课题论证、实验设计和实验结果决定的。

3. 实用性 科研论文介绍的方法应该有一定的实用性,既有一定的推广与使用价值,得到的结果和结论应该给人以启示或供后人借鉴。

4. 规范性 科研论文的写作要求书写规范,结构清晰,表述准确。当前世界各国生物医学期刊的科技论文一般均采用生物医学通用的"温哥华格式"。即美国、英国、加拿大三国19家期刊社或编辑部的代表于1978年在加拿大温哥华聚会,共同商讨出的一套科技论文写作格式,该写作格式于1979年在蒙特利尔会议上将其修改通过,定为温哥华格式,并制订了《生物医学期刊投稿的统一要求》。温哥华格式内容包括三部分。前置部分包括题名、署名、摘要、关键词;主体部分包括引言、材料与方法、结果、讨论;附录部分包括参考文献、致谢。我国科研论文采用中华人民共和国国家标准中之《科学技术报告、学位论文和学术论文的编写格式》(GB7713-87)、《文献编写规则》(GB6447-86)和《文后参考文献著录规则》(GB7714-87)。因此,作者必须熟练掌握其体例形式,并按照要求进行写作。

三、论文写作规范及注意事项
（Writing Norms and Related Notes）

（一）科研论文的写作（Writing of research papers）

按"温哥华格式"科研论文内容包括以下三部分。前置部分包括题名、署名、摘要、关键词;主体部分包括引言、材料与方法、结果、讨论;附录部分包括参考文献、致谢。

1. 题名 是反应文章特定内容的简明恰当的概括,是论文的标签,具有吸引读者、帮助文献追踪或检索的作用。要求准确地反映论文的特定内容,用词简短明了,以最少的文字概括尽可能多的内容。

2. 署名（作者和工作单位） 署名是法律赋予作者的基本权利,即署名权。作者可以署真名,也可以署笔名（化名）。科技论文作者署名不仅是拥有知识产权的标志,同时也是承担责任的标志,因此原则上要求作者署真实姓名;第一作者应是直接参加课题研究的全部或主要部分的贡献者;学生的论文,可以注明指导者姓名,但需指导者阅读过全文,并同意其发表。署名作者单位与主持课题或完成课题单位应一致。科研论文应确定一名能对该论文具有答辩能力的通讯作者,如在来稿中未特殊标明,则视第一作者为通讯作者。多中心合作、多人协作的课题属于非个人独创性的论文,不宜标为"独著"。

3. 摘要 摘要是简明确切地记述文章重要内容的短文,目的是提供文章内容梗概,应在论文写完之后再写,是对论文的浓缩和提炼,一般字数在200～300字之间。摘要按形式可分为传统式摘要（概述性）和结构式摘要。综述性论文多采用概述性摘要;科研实验论文多采用四段式结构摘要,即包括目的、方法、结果、结论,简称四要素。摘要应具有与文章同等量的主要信息,即读者不阅读全文就能获得必要的信息,因此要求表述简明扼要,只做定性简介,不对定量做细节描述,不举例、不讲过程,同时摘要应该是一种可以被二次文献直接引用的完整短文。具体要求如下:

目的:是研究、研制、调查等工作的前提,包括目的和任务及所涉及的主题范围。

方法：即实验所用的理论、原理、条件、对象、材料、结构、工艺、手段、装备、程序等。

结果：指实验研究得到的客观结果、数据、被确定的关系、得到的效果及性能等。

结论：指对研究结果的分析、比较、研究、评价，提出存在的问题，为今后该方面的课题研究提出假设、建议和预测等。

外文摘要：过去科技期刊要求外文摘要必须与中文摘要一致，为便于与国外交流，近年倡导外文摘要尽量比中文详细。

4. 关键词　关键词是论文的文献检索标识，是从论文的文题、摘要或正文中选取的、最能表达文章主题内容或具有某种特殊意义的词汇。关键词包括主题词和自由词两部分。主题词是指专业词表或通用词表所收载的、经过规范处理的词或词组；自由词是未经规范化处理的词语，属于自然语言的范畴。关键词应尽量从主题词表中选用。选择关键词可参考《汉语主题词表》、美国国立医学图书馆编辑的《医学主题词表》和中国中医科学院图书情报研究所编著的《中医药主题词表》来标引。关键词以3～8个为宜，过多过泛或过少均不利于提高该文被检索的概率。外文关键词与中文关键词应一一对应。

5. 引言　引言亦称前言或导言，是写在论文最前面的一段短文。引言主要简明介绍论文的选题背景、目的、前人在该领域已经取得的成就、达到的水平、待研究的问题、阐明作者研究的意义和拟解决的问题。研究背景的介绍和问题的提出应有文献支持。引言中对比较专业的术语或缩写用词首次出现应解释或定义。

6. 材料与方法　材料与方法指科学研究使用的事实材料（如样品、动物、植物、患者）、依据、方法和实施步骤等。实验材料的描述要求清楚、准确。应详细指出研究对象的来源、数量和准备方法。临床研究要求明确病例材料、选择标准、药物组成（批号）、观察指标及数据、疗程及疗效评价等。实验研究要求列出动物品系、级别、来源（动物合格证号）、数量、体重、药物与试剂（提供商、批号）、主要仪器、检测指标与数据、病理图片、技术参数等。诊断标准、造模方法、疗效标准等应采纳现行、公认、权威的标准，并标明文献出处；自订标准要说明依据。疗效评价指标要与治疗目的密切相关、有足够的样本数、且样本数不宜相差悬殊。统计学处理应写明所用统计分析方法的具体名称。

7. 结果　实验结果是论文的核心。论文的学术价值、创新性和新的发现均体现在这部分。因此实验结果用数据说话，必须真实反映研究结果，不必回避阴性结果。经归纳分析有价值的、与研究目的紧密相关的结果，得出相应的结论。

8. 讨论　讨论是对研究结果进行的客观推论、思考、分析和评价。讨论是整篇文章的最后总结，为文章的精华所在。讨论部分要求主要回顾研究的目的或假设，并是否得到了预期的结果的结论，准确地指出所揭示的原理及其普遍性，客观指出本文意义与价值；最后还应指出研究中是否发现特例、是否有本研究尚难以解释和解决的问题；提出对其进一步深入研究的方向和意义。

9. 参考文献　参考文献是反映作者立论的科学依据，是科学的继承，是对他人成果的尊重（亦可避免不必要的版权纠纷），也是吸取外部信息能力的体现，还可以向读者提供有关信息的准确来源，以便查阅和核对。国外一直将参考文献列为期刊评定的重要指标，如SCI收录期刊的主要标准之一也是参考文献。国内期刊近年来亦开始注重参考文献，但引文数与国际期刊相比，有很大差距。

我国的科技期刊参考文献书写格式采用国际上通行的"顺序编码制"和"著者-出版年制"。即根据正文中引用参考文献的先后,按著者、题名、出版事项的顺序逐项著录。文后参考文献表著录项目应齐全,文献作者列出第1~3名,超过3名时,后加",等"或其他与之相应的文字。中文刊名用全称,外文刊名用缩写。参考文献书写格式见参考文献章节。

10. 致谢 致谢是论文的附加部分,是作者向其在研究或写作中提供过实质性帮助的个人或团体表示感谢,不要求每一篇论文均写致谢。

(二)综述论文的写作(Writing of reviews)

综述论文写作又称文献综述,英文名为review。它是利用已发表的文献资料为原始素材撰写的论文。综述是指作者根据检索到的大量素材对某一专题或某一领域等进行归纳整理、综合分析、精炼而得到的更加全面、明确、层次分明、有逻辑性的系统论述。综述反映的是某一专题、某一领域在一定时期内的研究进展情况。作者可以通过综述的形式将该专题或领域里的最新进展、发现、趋势、水平、原理和技术比较全面地介绍给读者。因此,综述是教学和科研等工作的重要参考资料。综述论文格式内容主要也包括三部分:前置部分、主体部分和附录部分。

1. 前置部分 格式与科研论文相同,包括题名、署名、摘要、关键词。

2. 主体部分 文献综述论文的主题部分与一般研究性论文主题部分的格式有所不同,其格式相对多样,一般都包含以下三部分:前言、主题和总结。前言:主要是说明写作的目的,介绍相关概念、定义以及综述的范围,简要说明有关主题的现状或存在的问题,使读者对全文要综述的问题有一个初步了解。主题部分:是综述的主体,没有固定的格式,其写法多样。总结:与研究性论文的小结类似,将全文主题进行简明扼要总结,提出作者观点并对进一步的发展方向做出预测。

中医药综述论文主题部分主要是归纳性综述。归纳性综述是作者将检索收集到的文献资料进行归纳整理,在此基础上按一定顺序进行分类排列而撰写文献论文。中医药研究的文献论文大多属于这一类。例如《京大戟的研究进展》一文,作者查阅近年国内外京大戟的相关文献资料,按其本草考证、药材基原、植物学特征、化学成分、药理作用、毒性作用、炮制作用研究等方面进行综述,尤其对京大戟的化学成分做了较为详细的系统整理归纳,通过对书籍和文献的总结,为京大戟的规范化研究提供了依据和思路。同时该论文主题也可以按历史发展、现状分析、趋向预测来综述。

3. 附录部分 主要写参考文献,格式与科研论文相同。

(三)参考文献格式(Reference format)

按照GB/T 7714—2005《文后参考文献著录规则》的定义,文后参考文献是指为撰写或编辑论文和著作而引用的有关文献信息资源。参考文献是在学术研究过程中,对某一著作或论文的整体的参考或借鉴。在科技论文撰写中参考文献作为论文附注部分按在文中出现的先后顺序列于论文的附注部分。文后参考文献及类型具体规则如下。

1. 参考文献著录格式

(1)期刊作者.题名[J].刊名,出版年,卷(期):起止页码.

（2）专著作者.书名［M］.版本（第一版不著录）.出版地：出版者,出版年：起止页码.

（3）论文集作者.题名［C］.论文集名.出版地：出版者,出版年：起止页码.

（4）学位论文作者.题名［D］.保存地点：保存单位,年份.

（5）专利申请者或所有者.专利题名［P］.专利国别,专利号［专利文献种类］.公告日期或公开日期［引用日期］.获取和访问路径.

（6）技术标准编号,标准名称［S］.

（7）报纸作者.题名［N］.报纸名,出版日期（版次）.

（8）报告作者.题名［R］.保存地点：年份.

（9）电子文献作者.题名［电子文献及载体类型标识］.文献出处,日期.

2. 文献类型及其标识

根据GB3469 规定

① 期刊［J］

② 专著［M］

③ 论文集［C］

④ 学位论文［D］

⑤ 专利［P］

⑥ 标准［S］

⑦ 报纸［N］

⑧ 技术报告［R］

举例：

（1）期刊论文

［1］龚时琼.高效液相色谱分析中异常峰的分析与处理［J］.实验技术与管理,2010,27（6）：37-42.

［2］Lee DYW, Liu YZ. Molecular Structure and Stereochemistry of Silybin A, Silybin B, Isosilybin A, and isosilybin and isosilybins from *Silybum marianum*（milk thistle）［J］. Nat Prod,2003,66: 1171-4.

［3］王晖,许卫铭,王宗锐,等.薄荷醇对戊巴比妥中枢抑制作用的影响［J］.现代应用药学,1995,12（3）：1-2.

［4］Mesquita A C, Mori M N, Vieira J M, et al. Vinyl acetate polymerization by ionizing radiation［J］. Radiation Physics and Chemistry,2002,63: 465.

（2）专著

［1］刘珍.化验员读本《仪器分析》（下册）［M］.第4版.北京：化学工业出版社,2004：411-426.

［2］Skolink M I. Radar handbook［M］. New York: McGraw-Hill, 1990.

（3）论文集

［1］韩海荣.加强实践教学是培养创新人才的保障［C］.高校教学改革、探索、实践.北京：中国林业出版社,2002：362-365.

〔2〕Eiben A E, vander Hauw J K. Solving 3-SAT with adaptive genetic algorithms〔C〕. Piscataway: IEEE Press, Proc 4th IEEE Conf Evolutionary Computation. 1997：81-86.

（4）学位论文

〔1〕陈云良. 进水口立轴漩涡水力特性研究〔D〕. 成都：四川大学,2006.

〔2〕Chrisstoffels LAJ. Carrier-facilitated transport as a mechanistic tool in supramolecular chemistry〔D〕. The Netherland：Twente University, 1988.

（5）专利文献

〔1〕晁志茂,吴晓毅,孙文,等. 一种鉴别待测中药白芷是否进行过硫黄熏蒸的方法〔P〕. 中国发明专利,CN2014103760134A.2014-4-30.

（6）技术标准文献

〔1〕ISO 19730:2008,从土壤中使用硝酸铵溶液提取痕量元素〔S〕.

〔2〕GB/T 5009.35-2003,食品中合成色素的测定〔S〕.

（7）报纸

〔1〕谢希德. 创造学习的新思路〔N〕. 人民日报,1998-12-25（10）.

（8）报告

〔1〕白永秀,刘敢,任保平. 西安金融、人才、技术三大要素市场培育与发展研究〔R〕. 西安：陕西师范大学西北经济研究中心,1998.

（9）电子文献

〔1〕万锦坤. 中国大学学报论文文摘（1983-1993）.英文版〔DB/CD〕. 北京：中国大百科全书出版社,1996.

附　录
Appendix

附录一　主要参考文献（Appendix I　Main References）

［1］国家药典委员会.中华人民共和国药典（一部）（2015年版）［S］.北京：化学工业出版社，2015.

［2］Chinese Pharmacopoeia Commission. Pharmacopoeia of the People's Republic of China（Volume I）［S］. Beijing: Chemical Industry Publishing House, 2015.

［3］国家药典委员会.中华人民共和国药典（四部）［S］.北京：化学工业出版社，2015.

［4］Chinese Pharmacopoeia Commission. Pharmacopoeia of the People's Republic of China（Volume IV）［S］. Beijing: Chemical Industry Publishing House, 2015.

［5］李萍.生药学［M］.第3版.北京：中国医药科技出版社，2015.

［6］国家食品药品监督管理局.药品注册管理办法［Z］.2007.

［7］张彤.中药新药药学研究技术与方法［M］.南京：江苏凤凰科学技术出版社，2013.

［8］张莉，刘世军，邱磊，等.最新药品注册工作指南［M］.第二版.北京：中国医药科技出版社，2012.

［9］国家食品药品监督管理总局.最新药品注册法规及指导原则［M］.北京：中国医药科技出版社，2010.

［10］蔡宝昌.中药分析学［M］.北京：人民卫生出版社，2012.

［11］徐莲英，侯世祥.中药制药工艺技术解析［M］.北京：人民卫生出版社，2003.

［12］国家食品药品监督管理总局.天然药物新药研究技术要求［Z］.2013.

［13］中国药品生物制品检定所.中国药品检验标准操作规范（2010年版）［M］.北京：中国医药科技出版社，2010.

［14］刘传和，杜永莉.医学信息检索与利用［M］.北京：军事医学科学出版社，2008.

［15］康廷国.中药鉴定学专论［M］.北京：人民卫生出版社，2009.

［16］王喜军.中药鉴定学［M］.北京：人民卫生出版社，2012.

附录二 常用试剂的配制
（Appendix Ⅱ Preparation of Reagents）

1. 甘油醋酸液（斯氏液） 取甘油、醋酸、水各等量混合。
2. 稀甘油 取甘油33 mL，加水至100 mL，苯酚1滴。
3. 水合氯醛液 取水合氯醛50 g，加水15 mL与甘油10 mL溶解。
4. 甘油酒精液 取等量的甘油与50%乙醇溶液混合，即得。
5. 30%乙醇液 取32 mL95%乙醇，加水稀释至100 mL，即得。
6. 安乃近注射液（31.25 mg/mL）

    安乃近注射液（0.25 g/mL） 1 mL

    生理盐水 7 mL

7. 内毒素溶液（2.0 μg/ mL）

    脂多糖 200 μg

    生理盐水 100 mL

用前配制，超声混匀，38℃恒温水浴放置。

对照品、对照药材
（Reference substance, Reference drug）

葛根素

葛根